ÉTUDES

D'HYGIÈNE PUBLIQUE

PAR

Le Dr Auguste OLLIVIER

Professeur agrégé à la Faculté de médecine
Médecin de l'Hôpital des Enfants-Malades et du Lycée Saint-Louis
Membre de l'Académie de médecine
et du Conseil d'hygiène publique et de salubrité du département de la Seine
Chevalier de la Légion d'Honneur

DEUXIÈME SÉRIE

Diffusion de la Rougeole à Paris
et moyens d'y remédier — Prophylaxie des maladies
contagieuses chez les enfants
Le chien et les Kystes hydatiques chez l'homme
La Rage chez les enfants
La Fièvre typhoïde à Paris et sa prophylaxie
L'Impétigo contagieux et l'Inspection des écoles
Le Choléra infantile — La Pelade et l'École

PARIS

G. STEINHEIL, ÉDITEUR
2, RUE CASIMIR-DELAVIGNE, 2

1888

ÉTUDES

D'HYGIÈNE PUBLIQUE

IMPRIMERIE LEMALE ET Cie, HAVRE

ÉTUDES

D'HYGIÈNE PUBLIQUE

PAR

LE Dr AUGUSTE OLLIVIER

Professeur agrégé à la Faculté de médecine
Médecin de l'Hôpital des Enfants-Malades et du Lycée Saint-Louis
Membre de l'Académie de médecine
et du Conseil d'hygiène publique et de salubrité du département de la Seine
Chevalier de la Légion d'Honneur

DEUXIÈME SÉRIE

Diffusion de la Rougeole à Paris
et moyens d'y remédier — Prophylaxie des maladies
contagieuses chez les enfants
Le chien et les Kystes hydatiques chez l'homme
La Rage chez les enfants
La Fièvre typhoïde à Paris et sa prophylaxie
L'Impétigo contagieux et l'Inspection des écoles
Le Choléra infantile — La Pelade et l'École

PARIS

G. STEINHEIL, ÉDITEUR

2, RUE CASIMIR-DELAVIGNE, 2

—

1888

PRÉFACE

Le 10 novembre 1871 succombait un de mes collègues de la promotion d'agrégés de 1869, Pierre Chalvet.

Toute la presse médicale, tous ceux qui prononcèrent des discours sur sa tombe furent unanimes pour rendre hommage à son caractère et à sa haute valeur, pour regretter le coup imprévu qui l'enlevait jeune encore à la science et à ses amis. L'impression pénible ressentie par le corps médical passa et la nouvelle génération ne connaît plus guère le nom de ce travailleur infatigable, de cet esprit sagace qui avait pressenti et presque appliqué les méthodes actuelles de recherches. Malgré les difficultés de toute nature auxquelles il s'était heurté, ce savant avait déjà rendu de grands et nombreux services. Dans son passage aux hôpitaux et aux rares laboratoires alors existants, dans sa conversation même il avait répandu une foule d'idées ingénieuses, justes et toujours marquées au coin de l'originalité.

Au moment de livrer à la publicité ce second volume, le souvenir de Chalvet m'est revenu si vivant que je n'ai pu m'empêcher de rechercher dans ses écrits des réminiscences de nos causeries scientifiques, dont le temps avait effacé plus d'un détail. J'y ai retrouvé une nouvelle preuve de ce que je savais déjà : qu'il avait compris, probablement mieux que personne à cette époque, l'importance de l'hygiène rationnelle ; qu'il en avait entrevu les procédés et qu'il ne lui manqua pour prendre une place importante, peut-être la première, parmi ceux qui ont le plus contribué à ses progrès, qu'un peu de temps. Comme le disait M. Ball, dans le discours prononcé sur sa tombe, « il nous quitte au moment même où ses travaux jusque-là dispersés allaient se résumer en un ouvrage vraiment important et qui aurait donné la mesure de son talent....... Si cet ouvrage avait pu recevoir la dernière main de son auteur, on aurait vu que nous possédions parmi nous, un médecin qui joignait à son expérience médicale et à son esprit pratique, des connaissances scientifiques de l'ordre le plus élevé. »

Chalvet fut un de mes meilleurs amis; je n'oserais pas affirmer que son enthousiasme communicatif n'a pas été pour quelque chose dans le goût que j'ai toujours ressenti pour les questions d'hygiène. Voilà pourquoi je me suis plu à rappeler son souvenir au début de ces nouvelles études.

Comme dans le précédent volume, j'ai été heureux d'utiliser les matériaux que me procure ma situation de médecin d'un hôpital d'enfants et de membre du Conseil d'hygiène de la Seine; j'ai pu ainsi connaître et constater des faits à similitudes nombreuses, souvent de même ordre. Pour l'étude comparative, la différence des buts et la multiplicité des points de vue est un incontestable avantage : autre chose est de s'occuper d'un malade seulement en médecin, c'est-à-dire de l'assister armé des ressources de la science dans la lutte qu'il soutient, véritable lutte pour l'existence, en faisant abstraction du milieu et des conséquences de son mal à l'égard d'autrui ; autre chose est de s'en occuper en hygiéniste, c'est-à-dire en homme qui veut avant tout prévenir la multiplication et la répétition d'accidents semblables à ceux qui ont frappé le malade.

Des circonstances insignifiantes ou à peu près, lorsqu'on se place seulement au premier point de vue, acquièrent une importance capitale dans le second cas ; et par contre-coup les renseignements que permet de recueillir la pratique médicale, la pratique hospitalière surtout, nous fournissent des indications et des rapprochements qui échapperaient complètement à des enquêtes purement administratives.

Ce volume, comme le précédent, est consacré surtout à l'hygiène de la population parisienne, à la prévention de ces maladies courantes que les anciens décrivirent souvent sous le titre : *de morbis vulgaribus*. J'ai cherché dans l'étude des causes les moyens de combattre d'une manière efficace l'éclosion et la propagation de nombreuses affections qui sévissent le plus fréquemment dans les classes populaires et frappent de préférence les enfants.

Auguste OLLIVIER.

Paris, 10 août 1888.

ÉTUDES

D'HYGIÈNE PUBLIQUE

DIFFUSION DE LA ROUGEOLE A PARIS

ET MOYENS PROPRES A LA PRÉVENIR

CONTAGIOSITÉ A LA PÉRIODE D'INVASION. — CHANCES DE CONTAGION DANS LES HOPITAUX ACTUELS D'ENFANTS. — PROMISCUITÉ AUX CONSULTATIONS ET DANS LES DISPENSAIRES. — MESURES A PRENDRE POUR FAIRE DISPARAITRE CES DANGERS (1).

La diffusion de la rougeole est considérable à Paris depuis deux mois. Les hôpitaux d'enfants regorgent de malades qui en sont atteints. Cette circonstance tient-elle à une influence épidémique et périodique mal connue, au-dessus des ressources de l'hygiène? Tient-elle, au contraire, à l'action exagérée de causes ordinaires que nous pouvons diminuer dans de notables proportions? Cette seconde opinion est seule conforme aux faits ; je vais tâcher de le démontrer.

(1) *Union médicale*, 1887, t. 43, p. 121.

La rougeole est une maladie spécifique et contagieuse ; voilà qui est aujourd'hui hors de doute. Dans quels milieux se produit la contagion ? Il suffit au praticien, pour répondre, de jeter un regard autour de lui. La contagion se produit à l'hôpital, en ville, à l'école, dans l'intérieur même de la famille.

L'idée de contagion, officiellement admise par l'administration de l'Assistance publique, a inspiré dans ces derniers temps une série de mesures excellentes. Pour la rougeole, il y a maintenant, dans tous les hôpitaux d'enfants, des services d'isolement. C'est quelque chose. Est-ce suffisant ? Non, à coup sûr. Tout le monde est d'accord aujourd'hui sur le caractère contagieux de la rougeole pendant l'éruption, et surtout dès le début des prodromes, alors qu'elle n'est caractérisée que par le catarrhe oculo-nasal, l'enrouement, la toux, or ces manifestations sont souvent trompeuses. À ce moment un séjour de quelques instants dans la chambre d'un malade suffit à un enfant pour qu'il soit touché par la contagion rubéolique.

J'ai insisté, il y a deux ans, dans un rapport lu au Conseil d'hygiène publique et de salubrité (1), sur les dangers créés par les consultations d'hôpital, surtout par les consultations des hôpitaux d'enfants.

« Voici, disais-je, comment les choses se passent : Un enfant est malade, on l'amène sans savoir si on le laissera ; souvent on n'en a pas l'intention ; ce qu'on veut, c'est un

(1) La rougeole à Paris, etc. Rapport adressé à M. le préfet de police, président du Conseil d'hygiène et de salubrité du département de la Seine, dans la séance du 6 juin 1884. (*Arch. gén. méd.*, sept. 1884, et *Études d'hygiène publique*, 1886, p. 46.)

conseil, une ordonnance. La salle est ouverte à tout le monde, sans distinction, sans différences d'aucune sorte. Le seul ordre suivi est l'ordre d'arrivée. Une simple céphalalgie, un embarras gastrique, un soupçon de malaise, donnent droit à l'entrée, au même titre que l'angine ou la fièvre éruptive la plus grave. Tous les petits malades sont assis l'un près de l'autre. Ce serait la plus extraordinaire des choses si, dans cette touchante communauté, il ne s'établissait point une vraie solidarité morbide, un échange non pas de bons procédés, mais d'affections le plus souvent dangereuses. De plus, les infirmiers vont et viennent. Des rapports entre la consultation et les salles ont lieu à chaque instant. Qu'arrive-t-il ? des enfants qui n'avaient ni rougeole ni diphthérie en arrivant à la consultation, les y prennent. Ils entrent à l'hôpital pour une autre maladie : paralysie infantile, mal de Pott, etc. Treize ou quatorze jours après, on voit apparaître l'éruption. On dit : c'est un cas autochtone, *interne*, et on accuse l'atmosphère nosocomiale. L'atmosphère de l'hôpital n'aurait probablement rien produit de pareil, si le petit malade n'avait point passé dans la salle de consultation en même temps qu'un ou plusieurs autres enfants en pleine période d'invasion ou même d'éruption de la rougeole. Je me place, bien entendu, dans l'hypothèse qu'il n'y en avait pas un autre cas dans la salle au moment de l'entrée. »

Ces considérations s'appliquent plus rigoureusement peut-être à la rougeole que je ne pouvais le dire dans cet exposé général. Plusieurs jeunes sujets qui n'ont pas d'éruption aujourd'hui, mais qui en auront demain, sont placés à côté d'enfants de tout âge, aptes à recevoir la contagion. On les isolera dès qu'on verra la première tache de l'exanthème ; mais, avant qu'on ne soit arrivé à cette mesure, l'enfant a répandu la rougeole partout où il a passé : il l'a répandue dans la salle de consultation, il la répandra dans les salles de médecine et de chirurgie. On dirige les petits malades qui ont une éruption nette vers le pavillon des rubéoliques, mais les autres ? Ceux qui ont les yeux rouges, larmoyants, sensibles à la lumière vont en chirurgie pour leur conjonctivite. Ceux qui toussent ou bien ont la voix rauque sont envoyés en médecine. Les uns et les autres peuvent y rester deux, trois ou quatre jours sans que rien attire l'attention du côté de la peau. Mais un matin, apparaît l'éruption qui explique le processus ; l'on enlève l'enfant, mais il est presque infaillible que treize ou quatorze jours plus tard, il faudra en enlever d'autres. Cet enfant a marqué son passage dans la salle comme il l'avait marqué à la consultation.

Voilà le mal ; mais le remède ? nous l'avons sous la main pour ainsi dire. Il faut isoler dès la période d'invasion ; le tout est de la reconnaitre, et c'est souvent possible. Dans les conditions actuelles, lorsque le médecin a près d'une centaine d'enfants à examiner à chaque consultation, la sélection initiale n'est pas toujours praticable ; le consultant doit, malgré tout, s'attacher au symptôme prédominant et s'en inspirer dans sa conduite à l'égard du petit malade. Vouloir qu'il fasse une analyse clinique approfondie de la toux ou du larmoiement, c'est vouloir l'impossible, étant donné le temps dont il dispose. Que peut-on donc dans ces conditions ? Suivre l'exemple de l'autorité juridique ; créer, par rapport à la contagiosité, les deux classes de prévenus et d'inculpés. Il existe un pavillon ou un service d'isolement, soit ; mais on ne doit parvenir à cette enceinte ultime que par des degrés disposés de telle sorte que, lorsque l'enfant a une rougeole franche et reconnue telle, on puisse hardiment affirmer que, depuis l'instant où il a franchi le seuil de l'hôpital, il n'a contaminé personne.

Pour atteindre ce but, il faut un interne de consultation comme je l'ai demandé il y a près de deux ans (1). Ce sera le magistrat chargé de la première instruction. Soupçonne-t-il une rougeole à la période d'invasion (car je ne parle aujourd'hui que de la rougeole) ? il la signale et, si l'enfant est admis à l'hôpital, on ne devra l'envoyer ni dans une salle commune où il pourrait donner la maladie, ni dans le pavillon d'isolement où il pourrait la prendre s'il ne l'avait pas, mais dans des salles spéciales, isolées elles-mêmes et destinées exclusivement aux individus suspects de maladies contagieuses. Ainsi, il faut défendre la consultation publique du danger de la contamination venant du dehors ; ne pas exposer l'enfant suspect à une contamination certaine, protéger enfin les petits malades des services de médecine et de chirurgie.

Un interne de consultation pour examiner les enfants dès leur arrivée et les classer, *des salles d'attente et d'observation* pour chaque variété de maladies contagieuses : voilà les éléments indispensables de leur prophylaxie à l'hôpital.

Il suffira, j'en ai la conviction, de signaler ces désiderata à l'Administration pour qu'elle s'empresse de les faire disparaître. Le Conseil municipal, qui a montré tant de

_____

(1) Loc. cit. *Arch. gén. de méd.*, sept. 1884, et *Études d'hygiène publique*, 1ʳ série, 1886, p. 53.

fois une sollicitude digne d'éloge pour ce qui touche à l'hygiène de la Cité, fournira certainement les fonds nécessaires dès qu'on les lui demandera.

II

Nous avons suivi dans les salles d'hôpital les rubéoleux à la période d'invasion ; mais ceux qui n'entrent pas, ceux qui ont été contaminés à la consultation et qui retournent dans leurs familles, tous ceux-là sont des propagateurs involontaires de la maladie. Je puis dire, sans crainte d'être contredit, qu'actuellement les salles de consultation des hôpitaux sont les origines certaines d'épidémies locales, à foyers souvent éloignés les uns des autres, et sans connexions apparentes. Nous venons de voir qu'il y a moyen de remédier à cet état de choses.

Il y a d'autres milieux aussi favorables à la transmission des germes : les écoles. On pourrait dire, si l'on ne craignait de faire un rapprochement fâcheux, que la diffusion de l'instruction populaire présente, à côté d'avantages sans nombre, l'inconvénient de favoriser dans une certaine mesure la propagation des microbes pathogènes parmi les masses. Il est consolant sans doute de voir les écoles se multiplier, leurs salles se remplir, mais il est fâcheux que ces écoles puissent servir à la propagation de la rougeole ; il est fâcheux qu'un enfant qui a pris cette maladie de son voisin la donne à ses frères ou sœurs qui n'ont point encore dépassé l'âge auquel la mortalité est véritablement effrayante dans cet exanthème. Est-il impossible de concilier les exigences de l'enseignement primaire et la prophylaxie des maladies contagieuses ? Nous trouvons-nous en présence de ce dilemme : ou fermer les écoles publiques, ou attendre la rougeole avec un flegme oriental, résignés d'avance à ce qu'elle prélève son tribut funèbre sur les jeunes enfants? Je ne crois pas que l'esprit le plus paradoxal et le plus chagrin puisse jamais émettre une pareille conception. On peut, à mon avis, diminuer le nombre des cas de rougeole contractée dans les écoles au point de le réduire à une quantité négligeable. Que faut-il pour cela? Répandre chez les instituteurs la connaissance des notions élémentaires, aujourd'hui définitives, qui concernent la contagion, les amener à prendre l'avis du médecin dès qu'il supposent qu'un enfant se trouve à la période d'invasion de la rougeole. Quel inconvénient y aura-t-il à inviter les parents à garder chez eux leur enfant pendant quelques jours ? Aucun. Si les phénomènes qu'il a présentés ne se rattachent point à la maladie, on pourra mieux le soigner dans sa famille que s'il avait continué à fréquenter l'école. Si, au contraire, il est atteint de cette affection, ne vaut-il pas mieux qu'il garde la chambre pendant la période d'invasion que de s'être exposé dans des allées et venues à des refroidissements capables de produire des complications graves. Les mesures prophylactiques n'ont donc aucun inconvénient pour ceux qui en sont l'objet, elles protègent ceux que l'on veut protéger.

Reste la famille : là, notre action est moins efficace. Nous nous heurtons à l'ignorance, au parti pris, aux impossibilités matérielles. On ne sait pas que l'enfant a la rougeole avant d'être rouge, on ne sait pas qu'à ce moment il peut la donner à ses frères et sœurs ; on ne sait pas que la rougeole, souvent insignifiante pour les enfants d'un certain âge, est une calamité pour les petits enfants ; on ne le sait pas, et, malheureusement on est obligé de l'avouer, souvent on ne veut pas le savoir. Contre la mauvaise volonté, la défiance, la routine, nous n'avons qu'une ressource, l'éducation hygiénique ; mais, celle-ci se fait toujours lentement. Contre l'ignorance, nous pouvons recourir aux instructions précises, simples, compréhensibles pour tous comme celle qu'a rédigée Delpech, il y a quelques années, au nom du Conseil d'hygiène et de salubrité de la Seine (1).

Les instituteurs peuvent être les agents actifs de cette propagande licite. Il n'y aurait qu'à mettre à leur disposition des exemplaires imprimés en nombre suffisant pour qu'ils les distribuassent aux enfants, aux familles avec lesquelles il se trouvent en relation. On ne les lira pas toujours ; qu'on en prenne connaissance une fois seulement sur cent et qu'on en tienne compte, c'est un résultat qui n'est pas à dédaigner.

Le manque de ressources est un autre obstacle. Pour peu qu'on s'entretienne de ces questions avec les médecins des bureaux de bienfaisance de la population parisienne, on entend presque toujours répéter les mêmes choses : « Un de vos enfants a la rougeole, dit le médecin, il faudrait éloigner les autres. — Mais où voulez-vous que je les mène ? » — Telle est la réponse habituelle. J'ai, dans une autre publication (2), indiqué le remède. Il

(1) Rapport à M. le Préfet de police sur les symptômes auxquels les instituteurs pourraient reconnaître le début ou l'existence de maladies contagieuses. Paris, 1879.

(2) De la propagation de la diphthérie à Paris, etc. Rapport lu au Conseil d'hygiène publique et de salubrité dans la séance du 18 avril 1884

faudrait que l'initiative privée, si spontanée chez nous lorsqu'on lui signale une œuvre de charité à faire, que les Sociétés philanthropiques, que les administrations s'ingéniassent à créer des asiles dans lesquels les familles pauvres tenant à soigner à domicile un de leurs enfants atteint d'une maladie contagieuse pourraient placer les autres enfants jusqu'à ce que tout danger de contagion ait disparu.

Cette idée de création d'espèces d'hôpitaux pour des sujets bien portants semble paradoxale, mais elle n'est paradoxale que dans la forme. Je suis de ceux qui croient que les maladies contagieuses sont des éventualités accidentelles, dont on peut avoir raison à la longue avec des précautions rationnelles. Les améliorations instinctives, non raisonnées de l'hygiène publique ont fait disparaître les pandémies des siècles précédents : nous ne connaissons plus la miliaire anglaise du xvie siècle ; la peste est reléguée dans les tribus nomades du plateau de l'Iran. Ne pouvons-nous donc obtenir quelque chose d'analogue pour des maladies dont nous connaissons en grande partie, grâce aux recherches de la science moderne, les causes et le mode de propagation ?

(*Revue mensuelle des maladies de l'enfance*, juin 1884, et *Études d'hygiène publique*, 1886, p. 37).

PROPHYLAXIE DES MALADIES CONTAGIEUSES

CHEZ LES ENFANTS [1]

HISTOIRE DE DEUX PETITES ÉPIDÉMIES DE SCARLATINE. — MORTALITÉ PAR LA SCARLATINE A PARIS EN 1886. — STATISTIQUE DE LA SCARLATINE DANS LES HOPITAUX DE PARIS. — COUP D'ŒIL SUR UNE AUTRE MALADIE ÉPIDÉMIQUE. LA COQUELUCHE EN 1886. — NÉCESSITÉ DES MESURES A PRENDRE POUR PRÉVENIR LA DIFFUSION DES MALADIES CONTAGIEUSES. — CE QUE DEVRAIT ÊTRE UN HOPITAL DANS LEQUEL L'ISOLEMENT SERAIT RATIONNEL. HOPITAUX INTRA-MUROS ET EXTRA-MUROS.

Deux épidémies de scarlatine sévirent dans les premiers mois de l'année 1886, l'une au collège Stanislas, l'autre au Petit Séminaire de la rue Notre-Dame-des-Champs.

Voici comment elles se développèrent et se comportèrent.

Collège Stanislas. — L'épidémie fit son apparition à la fin de 1885 et se prolongea jusqu'au milieu du mois de mars. Elle frappa 38 élèves :

(1) Ce rapport adressé à M. le Préfet de police, président du Conseil d'hygiène et de salubrité du département de la Seine, a été lu dans la séance du 3 juin 1887.

21 internes ;
16 demi-pensionnaires ;
1 externe ;

Sur ces 38 élèves :

5 étaient âgés de 13 ans.
12   —   15 —
8   - -   16 —
2   —   17 —
6   —   18 —
2   —   19 —
3   —   20 -

La maladie se termina par la mort dans trois cas ; une fois, d'une manière subite, sans qu'on pût en savoir la cause ; deux autres fois, au milieu des symptômes de l'urémie.

Aucun renseignement ne m'a permis de fixer, ou même de soupçonner, le point de départ de l'épidémie ; je ne saurais dire non plus dans quel ordre la contamination s'est faite, mais il est certain que les cas les plus nombreux ont été observés parmi des jeunes gens d'un certain âge réunis dans le cours préparatoire aux grandes écoles du Gouvernement.

Sur le conseil de mon collègue des hôpitaux, le docteur Xavier Gouraud, médecin de l'établissement, on licencia les classes dans lesquelles s'étaient développés des cas de scarlatine ; on fit des fumigations soufrées dans les salles et les dortoirs, conformément aux prescriptions du Conseil d'hygiène et de salubrité. La rentrée eut lieu quinze jours plus tard et, depuis lors, l'état sanitaire du collège est resté satisfaisant.

Petit Séminaire de la rue Notre-Dame-des-Champs. — L'établissement n'est séparé, comme on sait, du collège Stanislas que par la largeur de la rue.

Le 16 mars 1886, trois élèves de la première division (classes depuis la troisième jusqu'à la philosophie) furent pris de scarlatine. Le docteur Michaux, médecin de l'établissement, réclama le renvoi immédiat des malades dans leur famille.

Du 16 mars au 7 avril, pas de nouveau cas ; mais, à cette dernière date, deux élèves de la seconde division (de la septième classe à la troisième) furent atteints presque en même temps. Le lendemain apparurent deux autres cas.

Le 15 avril, trois enfants de la seconde division sont pris ; un quatrième, sorti de la veille, est atteint aussi chez ses parents.

Le 16. Deux cas nouveaux.

Dans ces conditions, M. Michaux engage le supérieur à avancer les vacances de Pâques et à faire évacuer l'établissement. Cette mesure fut prise le 18. Il était temps. La veille encore, la scarlatine s'était développée chez un élève de la première division et un de la seconde.

Il y a donc eu quinze cas en tout, dont deux ou trois graves, pas de décès.

Notons qu'il n'est rien survenu dans la troisième division (enfants de huit à onze ans des classes de neuvième et de huitième). Il y a un certain intérêt à rapprocher ce fait de ce qui s'est passé à Stanislas, où, comme on sait, les classes inférieures à la cinquième ont été épargnées.

L'âge des quinze malades se répartit de la manière suivante :

19 ans.	1
18 —	1
17 —	1
15 —	1
14 —	3
13 —	3
12 —	5

Il fut assez facile de préciser l'origine de cette seconde épidémie. Il y a des relations fréquentes entre le personnel du collège Stanislas et celui du Petit Séminaire, et l'épidémie existait dans le premier établissement lorsqu'elle éclata dans le second. On eut également recours aux mesures de désinfection déjà indiquées : fumigations soufrées des dortoirs, des salles d'étude et des classes, etc. Après la rentrée, il n'y eut pas de nouveaux cas.

Il me semble utile de rapprocher de ces deux relations celle d'une petite épidémie observée, presque à la même époque, à l'École polytechnique, et sur laquelle M. le médecin-major Pierrot, médecin en chef de l'établissement, a bien voulu me fournir les renseignements suivants :

Le premier cas fut observé le 16 avril chez un élève de la seconde division, contaminé, selon toute probabilité, en ville, chez son correspondant. Le 20, deuxième cas chez un élève de la même étude ; troisième cas le 21.

Pendant quinze jours environ, on n'en vit pas d'autres ; le quatrième cas survint seulement le 8 mai. A partir de ce jour-là, cinq autres élèves furent pris, tous appartenant à la même salle d'étude, ou bien à des salles et à des casernements voisins. Il y eut quatre cas dans la salle d'étude où s'était développé le premier ; le dernier fait fut observé le 31 mai.

Un sergent garde-concierge a été atteint, mais la maladie ne s'est pas propagée parmi les employés de l'école. Quatre ou cinq cas ont été bien nets, mais sans complication ; deux fois seulement l'urine a présenté des traces d'albumine.

Les moyens de désinfection employés dans cette circonstance furent les suivants (c'est d'ailleurs toujours aux même moyens qu'on a recours lorsqu'un cas de maladie contagieuse se déclare à l'École) :

1° Les casernements, salles d'étude, couloirs, furent lavés avec une lessive de potasse, et le lendemain, après dessiccation, avec une solution de chlorure de zinc à 2 0/0. Tous les matins, pendant une semaine, on jeta sur le sol des couloirs et des casernements du sable phéniqué à 2 0/0. Ce sable était balayé le lendemain et renouvelé.

2° Les effets, tels que vêtements, linges, literie, ayant appartenu aux élèves contaminés, furent immédiatement désinfectés à l'aide de vapeurs sulfureuses à raison de 30 grammes de soufre par mètre cube de la caisse à désinfection.

3° A l'infirmerie, les malades furent isolés, et des précautions furent prises pour qu'il n'y eût pas contact entre eux et le reste du personnel.

La petite épidémie (hôpital des Enfants-Malades) dont j'ai donné la relation dans mes *Études d'hygiène publique* (1) était à peu près contemporaine. Je fis sur elle une communication à l'Académie de médecine, dans la séance du 16 mars 1886.

Je n'ai pas eu connaissance d'autres épidémies locales.

(1) La scarlatine dans les hôpitaux d'enfants à Paris, 1886, p. 183.

Les renseignements fournis par la *Statistique municipale* semblent, au contraire, démontrer qu'elle ne s'est localisée dans aucun quartier.

Le tableau suivant montre que la diffusion épidémique de la maladie débuta à la fin de 1885 et au mois de janvier 1886, atteignit son maximum aux mois de juin et de juillet ; que la décroissance commença en août et **alla** s'accusant dans les mois suivants.

A. — Mortalité de la Ville de Paris par scarlatine, par chaque mois de l'année 1886.

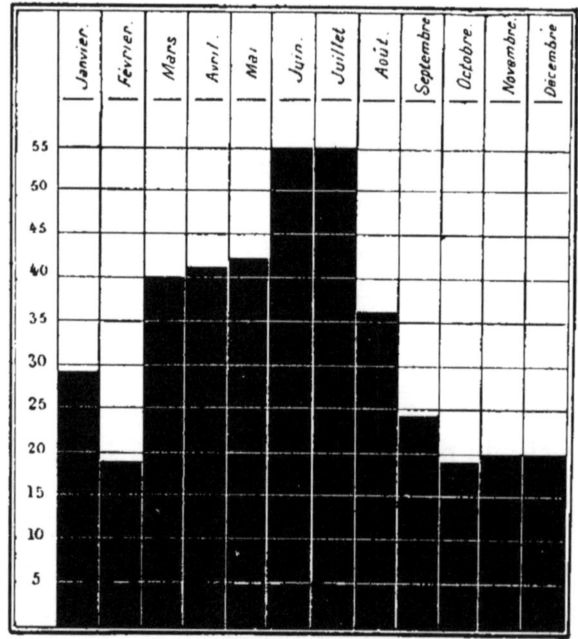

Total : 389 décès.

En résumé, la scarlatine a causé en 1886, à Paris, 389 décès, c'est-à-dire deux fois plus qu'en 1882 (162) et en 1885 (192), et quatre fois plus qu'en 1883 (87) et 1884 (86). Pour trouver un chiffre plus élevé que celui de l'année dernière, il faut remonter à 1881 ; cette année-là, il y eut 451 décès.

Il est regrettable que la statistique municipale ne donne aucun renseignement sur le nombre des cas guéris. Nous ne pouvons recueillir que des données partielles en recourant aux statistiques des hôpitaux d'enfants. Voici les renseignements que je dois à l'obligeance des directeurs de ces établissements. Ils sont résumés dans les tableaux suivants, renfermant :

1° Le nombre des cas observés et le nombre des décès pendant chaque mois de l'année (Tableaux B, B', B" et C, C', C") ;

2° La proportion (guérison ou décès) par sexe et par âge (Tableaux D, D', D") ;

3° Les cas extérieurs et les cas intérieurs (Tableaux E, E', E").

HOPITAL DES ENFANTS-MALADES

B. — *Relevé des scarlatines par mois pendant l'année 1886.*

JANVIER	FÉVRIER	MARS	AVRIL	MAI	JUIN	JUILLET	AOUT	SEPTEMBRE	OCTOBRE	NOVEMBRE	DÉCEMBRE	TOTAUX GÉNÉRAUX
						SORTIES						
16	9	15	14	28	17	24	35	8	4	1	2	173
						DÉCÈS						
2	1	2	4	7	6	6	7	1	1	»	»	37

210

HOPITAL TROUSSEAU

B'. — *Relevé des scarlatines par mois, pendant l'année 1886.*

JANVIER	FÉVRIER	MARS	AVRIL	MAI	JUIN	JUILLET	AOUT	SEPTEMBRE	OCTOBRE	NOVEMBRE	DÉCEMBRE	TOTAUX GÉNÉRAUX
						SORTIES						
12	7	12	15	18	26	18	26	23	26	14	14	214
						DÉCÈS						
2	»	»	1	1	3	2	2	1	1	»	»	13

HOSPICES DES ENFANTS-ASSISTÉS

B". — *Relevé des scarlatines, par mois pendant l'année 1886.*

JANVIER	FÉVRIER	MARS	AVRIL	MAI	JUIN	JUILLET	AOUT	SEPTEMBRE	OCTOBRE	NOVEMBRE	DÉCEMBRE	TOTAUX GÉNÉRAUX
SORTIES												
»	1	13	1	4	3	»	4	2	2	•	1	31
DÉCÈS												
»	1	2	1	2	»	1	2	»	»	»	»	9

C. HOPITAL DES ENFANTS-MALADES

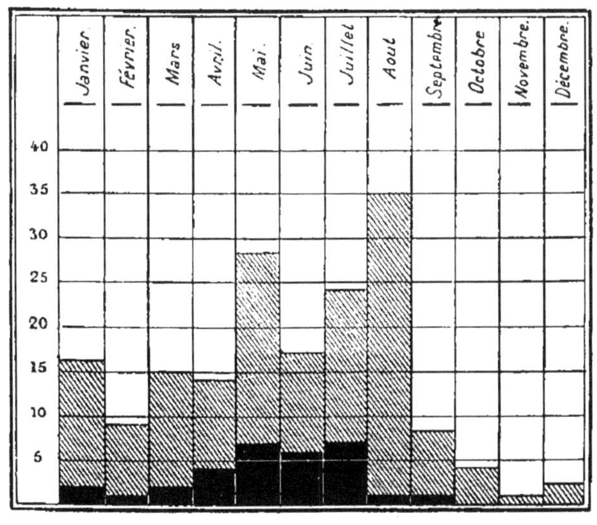

Nombre des cas de scarla-
tine, par mois, pendant
l'année 1886.
= 173 *cas.*

Nombre des décès par mois,
dûs à la scarlatine
pendant l'année 1886.
= 37 *décès.*

C'.   # HOPITAL TROUSSEAU

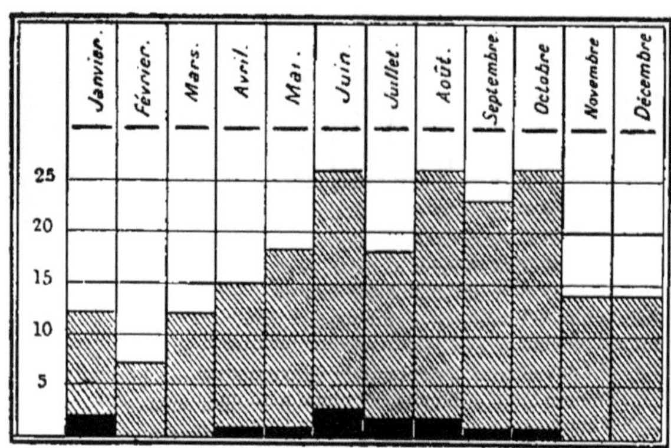

Cas de scarlatine, pendant l'année 1886.
= 211 *cas.*

Cas de mort par la scarlatine en 1886.
= 13 *décès.*

C".   # HOSPICE DES ENFANTS-ASSISTÉS

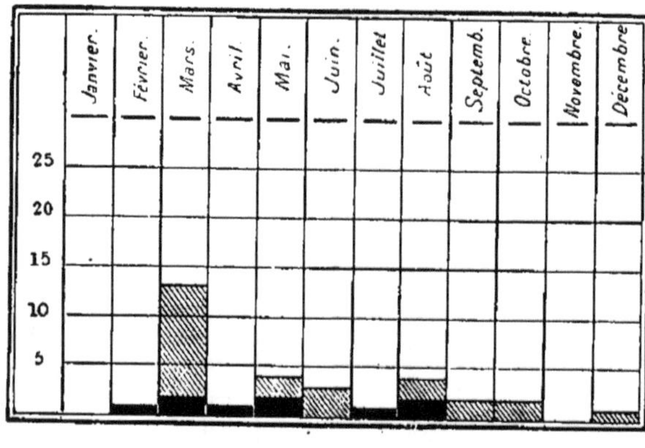

Cas de scarlatine en 1886.
= 31 *cas.*

Cas de mort par la scarlatine en 1886.
= 9 *décès.*

HOPITAL DES ENFANTS-MALADES

D. — Scarlatines par sexe et par âge.

SORTIES

1 an.		2 ans		3 ans.		4 ans.		5 ans		6 ans.		7 ans		8 ans.		9 ans.		10 ans		11 ans.		12 ans		13 ans		14 ans		15 ans.		TOTAL GÉNÉRAL
G.	F.	G.	F.	G.	F.	G.	F.	G.	F.	G.	F.	G.	F.	G.	F.	G.	F	G.	F.	G.	F.	G.	F.	G.	F.	G.	F.	G.	F.	
»	2	5	1	6	5	4	3	3	7	9	6	10	15	10	11	12	11	9	6	10	2	3	4	4	5	5	4	1	»	173
2		6		11		7		10		15		25		21		23		15		12		7		9		9		1		

DÉCÈS

1 an		2 ans.		3 ans.		4 ans.		5 ans		6 ans.		7 ans.		8 ans.		9 ans.		10 ans.		11 ans		12 ans.		13 ans.		14 ans.		15 ans.		TOTAL GÉNÉRAL
G	F.	G	F.	G.	F.	G	F.	G	F.	G.	F.	G	F	G.	F	G.	F	G.	F.	G.	F.	G.	F.	G	F.	G.	F.	G	F.	
»	»	»	»	4	2	4	6	2	1	4	2	3	4	»	1	1	»	»	»	»	»	»	»	»	»	1	2	»	»	57
»		»		6		10		3		6		7		1		1		»		»		»		»		3		»		

D. — *Scarlatines par sexe et par âge.*

SORTIES

	1 an.		2 ans.		3 ans.		4 ans.		5 ans.		6 ans.		7 ans.		8 ans.		9 ans		10 ans.		11 ans.		12 ans.		13 ans.		14 ans.		15 ans.		TOTAL GÉNÉRAL
	G.	F.	G.	F.	G.	F.	G.	F.	G.	F.	G.	F.	G.	F.	G.	F.	G.	F.	G.	F.	G.	F.	G.	F.	G.	F.	G.	F.	G.	F.	
	6	6	5	4	14	9	16	11	17	8	10	8	11	10	11	7	5	9	10	3	6	9	4	6	1	3	1	1	»	»	Garçons.. 117
																															Filles... 94
	12		9		23		27		25		18		21		18		14		13		15		10		4		2		»		211

DÉCÈS

	1 an.		2 ans.		3 ans		4 ans.		5 ans.		6 ans.		7 ans.		8 ans.		9 ans.		10 ans.		11 ans.		12 ans.		13 ans.		14 ans.		15 ans.		TOTAL GÉNÉRAL
	G.	F.	G.	F.	G	F.	G	F.	G.	F.	G.	F.	G	F.	G.	F.	G	F.	G.	F.	G.	F.	G.	F.	G.	F.	G.	F.	G.	F.	
	»	»	2	»	»	2	1	2	1	2	1	1	»	»	»	»	»	1	»	»	»	»	»	»	»	»	»	»	»	»	Garçons. 5
																															Filles... 8
	»		2		2		3		3		2		»		»		1		»		»		»		»		»		»		13

HOSPICE DES ENFANTS-ASSISTÉS

D. — Scarlatines par sexe et par âge.

SORTIES

	1 an		2 ans.		3 ans.		4 ans.		5 ans.		6 ans.		7 ans		8 ans		9 ans.		10 ans.		11 ans.		12 ans.		13 ans.		14 ans.		15 ans.		TOTAL GÉNÉRAL
	G.	F.	G.	F.	G.	F.	G.	F.	G.	F.	G.	F.	G.	F.	G.	F.	G.	F.	G.	F.	G.	F.	G.	F.	G.	F.	G.	F.	G.	F.	
	2	1	5	1	»	2	3	»	2	1	4	1	2	1	1	»	1	»	»	»	1	»	2	»	»	»	1	»	»	»	31
	3		6		2		3		3		5		3		1		1		»		1		2		»		1		»		

DÉCÈS

	1 an.		2 ans		3 ans.		4 ans		5 ans.		6 ans.		7 ans.		8 ans.		9 ans.		10 ans.		11 ans.		12 ans.		13 ans.		14 ans.		15 ans.		TOTAL GÉNÉRAL
	G.	F.	G.	F.	G.	F.	G.	F.	G.	F.	G.	F.	G.	F.	G.	F.	G.	F.	G.	F.	G.	F.	G.	F.	G.	F.	G.	F.	G.	F.	
	2	4	»	1	1	»	1	»	»	»	»	»	»	»	»	»	»	»	»	»	»	»	»	»	»	»	»	»	»	»	9
	6		1		1		1		»		»		»		»		»		»		»		»		»		»		»		

HOPITAL DES ENFANTS-MALADES

E. — Relevé des cas de scarlatine pendant l'année 1886.

Entrés pendant l'année.	210	Sortis guéris.	173	Décédés.	37	Proportion pour cent des décès.	17 60

SEXE	CAS EXTÉRIEURS			CAS INTÉRIEURS			TOTAUX		TOTAL GÉNÉRAL	OBSERVATIONS
	Guéris.	Décédés.	Total	Guéris.	Décédés.	Total.	Guéris.	Décédés.		
Garçons. . . .	79	17	96	3	2	5	82	19		
Filles.	82	14	96	9	4	13	91	18	210	Admis par le Médecin à la consultation: 17
										Admis par l'interne dans la journée . . 115
										Déclarés à l'intérieur. 18
Totaux . .	161	31	192	12	6	18	173	37		

HOPITAL TROUSSEAU

E. — Relevé des cas de scarlatine pendant l'année 1886.

Entrés pendant l'année	224	Sortis guéris.	Garçons. 117	211	Décédés.	Garçons. . 5	13	Proportion pour cent des décès	5 8
			Filles. . 94			Filles . . 8			

SEXE	CAS EXTÉRIEURS			CAS INTÉRIEURS			TOTAUX		TOTAL GÉNÉRAL	OBSERVATIONS
	Guéris	Décédés	Total	Guéris	Décédés.	Total	Guéris	Décédés.		
Garçons. . . .	108	5	113	9	-	9	117	5	122	Admis par le Médecin à la consultation. 110
Filles.	83	6	89	11	2	13	94	8	102	Admis dans la journée par l'interne.. . 92 } 224
										Cas déclarés à l'intérieur 22
Totaux. . .	191	11	202	20	2	22	211	13	224	

HOSPICE DES ENFANTS-ASSISTÉS

E". — Relevé des cas de scarlatine pendant l'année 1886.

Entrés pendant l'année. 40	Sortis. 31	Décédés. 9	Proportion pour cent des décès	22 50

SEXE	CAS EXTÉRIEURS			CAS INTÉRIEURS			TOTAUX		TOTAL GÉNÉRAL	OBSERVATIONS
	Guéris	Décédés.	Total	Guéris	Décédés	Total	Guéris	Décédés		
Garçons. . . .	»	.	»	24	4	28	24	4		
Filles	»	»	»	7	5	12	7	5	40	Cas déclarés à l'intérieur. 40
Totaux. . .	»	.	,	31	9	40	31	9		

Les tableaux B, B', B" n'indiquent rien de bien caractéristique sur la répartition épidémique pendant les différents mois dans les hôpitaux d'enfants. Les chiffres les plus élevés de la statistique des Enfants-Malades correspondent aux mois de mai, de juillet et d'août : ceux de Trousseau à juin, août et octobre ; ceux des Enfants-Assistés au mois de mars. Le maximum de ce dernier hôpital correspond seul à peu près à celui des épidémies du collège Stanislas, du Petit séminaire de la rue Notre-Dame-des-Champs et de l'École polytechnique.

La statistique relative à l'âge (tableaux D, D', D", guérisons et décès) donne les résultats suivants au point de vue de la morbidité :

Aux Enfants-Malades, les cas les plus nombreux ont été observés chez des enfants de 7 ans (32 cas) ; à Trousseau, de 4 et 5 ans (30 et 28) ; aux Enfants-Assistés, de 1 et 2 ans (9 et 7).

Voici, au contraire, ce qu'on observe sous le rapport de la mortalité :

Aux Enfants-Malades, les décès les plus nombreux ont été notés chez des enfants de . . . . 4 ans.
A Trousseau . . . . 4 —
Aux Enfants-Assistés . . . . 1 —

On peut comparer ces résultats à ceux de toute la ville donnés par le tableau suivant (tableau F), formé au moyen des éléments fournis par le *Bulletin de la statistique municipale* pour l'année 1886.

F. — Décès des scarlatines par sexe et par âge. — Année 1886.

MOIS	1 jour à 3 mois.		3 mois à 1 an.		1 à 2 ans.		2 à 5 ans.		5 à 15 ans.		15 à 35 ans.		35 à 60 ans.		60 et au-dessus.		TOTAUX
	M.	F.	M.	F.	M.	F.	M.	F.	M.	F.	M.	F.	M.	F.	M.	F.	
Janvier	»	»	1	1	4	1	2	5	6	4	2	2	»	1	»	»	29
Février	1	1	»	»	1	2	4	5	2	»	»	1	2	»	»	»	19
Mars	»	»	2	1	1	1	3	5	10	3	6	3	1	1	»	1	40
Avril	»	»	»	»	5	2	7	5	8	7	3	2	1	1	»	»	41
Mai.	1	»	1	1	3	2	4	4	6	7	3	8	1	1	»	»	42
Juin	»	»	»	3	2	»	12	11	7	0	6	4	1	»	»	»	55
Juillet. . . .	»	»	2	»	3	2	8	6	11	12	2	4	1	3	1	»	55
Août	1	»	1	1	5	1	6	4	9	3	2	1	1	1	»	»	36
Septembre. . .	»	»	1	»	»	»	6	9	4	2	1	»	1	»	»	»	24
Octobre. . . .	»	»	2	1	»	1	6	3	4	»	2	»	»	»	»	»	19
Novembre. . .	»	»	»	»	2	1	7	4	3	1	»	»	1	»	»	1	20
Décembre. .	»	»	»	1	»	»	7	3	»	6	4	2	»	»	»	»	20
	3	1	10	9	26	13	74	65	70	54	29	27	10	8	1	2	389

Pour la ville entière le maximum des décès correspond à la période comprise entre 2 et 5 ans, c'est-à-dire $\frac{139}{389}$ sur tous les cas mortels de scarlatine, 35.7 pour 100 sont donc notés chez des enfants de 2 à 5 ans.

Il résulte des tableaux C, C', C'', que la proportion de la mortalité par scarlatine, dans les hôpitaux d'enfants de Paris, a varié en 1886 entre 5.8 et 22.50 pour 100.

Ces chiffres me paraissent significatifs. En voici le détail :

Enfants-Malades . . .
- Entrées. 210
- Décès. 37
- Proportion de décès 0/0   17.61

Trousseau . . . . { Entrées 224
Décès 13
Proportion de décès 0/0   58

Enfants-Assistés . . . { Entrées à l'infirmerie .   40
Décès   9
Proportion de décès 0/0   22.50

Sous ce rapport, l'hôpital Trousseau présente une statistique notablement meilleure que celle des deux autres. Et si on rapproche ce fait de ce que montre également la statistique de la diphtérie, on sera tout disposé à croire que les conditions hygiéniques de l'hôpital de la rue de Charonne sont meilleures que celles de la rue de Sèvres.

Les chiffres relatifs aux cas intérieurs (tableaux E, E') des Enfants-Malades et de Trousseau sont probablement un peu plus élevés que les chiffres réels. Il est possible que les enfants soient entrés pour n'importe quelle raison pendant la période d'incubation d'une scarlatine, et que d'autres aient pris les germes morbides dans la salle même de consultation. Mais la plupart de ces cas sont dus à des contaminations secondaires dans les salles communes.

Prise en bloc, la proportion des cas du dehors et du dedans est :

Aux Enfants-Assistés $\frac{18}{192}$.

Décès par cas internes : 6, soit 35 0/0.

A Trousseau $\frac{92}{202}$.

Décès par cas internes : 2, soit 0,5 0/0.

Nous ne parlons pas des Enfants-Assistés où tous les cas sont naturellement internes.

Comme on le voit, rien ne démontre mieux combien est dangereuse la présence des scarlatineux dans les salles communes, combien l'isolement est indispensable.

A Paris, dans le cours de l'année 1886, la scarlatine a, en définitive, tué 389 personnes, dont 325 âgées de moins de quinze ans (voir tableau F), et l'on ne peut même pas dire que 1886 ait été une année d'épidémie. Les cas sporadiques sont eux-mêmes hérissés d'inconnues, ils tuent souvent lorsqu'on les croit bénins ; et la maladie est contagieuse en temps ordinaire comme en temps d'épidémie.

Je ne saurais trop insister sur ce fait que, pour les enfants de Paris, *la scarlatine est souvent aussi néfaste que la plupart de autres maladies contagieuses*, sur lesquelles j'ai déjà eu l'honneur d'appeler l'attention du Conseil, la *rougeole, la diphtérie ;* je pourrais ajouter la *coqueluche*, qui fait beaucoup de victimes à Paris, ainsi que le démontre le tableau suivant (G), dressé au moyen des documents fournis par la *Statistique municipale*.

G. — *Relevé des décès par coqueluche à Paris, pendant l'année 1886 par sexe et par âge.*

1 jour à 3 mois.		3 mois à 1 an.		1 à 2 ans.		2 à 5 ans.		5 à 15 ans.		15 à 35 ans.		35 à 60 ans.		60 ans et au-dessus.		TOTAL GÉNÉRAL
M.	F.	M.	F.	M.	F.	M.	F.	M.	F.	M.	F.	M.	F.	M.	F.	
11	14	67	78	70	70	54	76	17	20	5	5	»	»	»	»	487

Ce tableau nous donne la mortalité générale sans fournir aucun renseignement statistique sur la gravité de cette maladie. Voici un autre tableau (H) relatif à l'hôpital des Enfants-Malades, qui nous montre la proportion du nombre des décès par rapport au nombre total des cas.

ENFANTS-MALADES

H. — Relevé des coqueluches pendant l'année 1886.

	1 an.		2 ans.		3 ans.		4 ans.		5 ans.		6 ans.		7 ans.		8 ans		9 ans.		10 ans		11 ans		12 ans.		13 ans.		14 ans		15 ans		TOTAUX
	G.	F.	G.	F.	G.	F.	G.	F.	G.	F.	G.	F.	G.	F.	G.	F.	G.	F.	G.	F.	G.	F.	G.	F.	G.	F.	G.	F.	G.	F.	
SORTIES	1	7	6	10	9	9	4	12	4	6	2	6	-	2	»	.	.		.			.			.	1	.		.	-	81
DÉCÈS	4	»	4	6	-	6	2	2	1	2	»	»	»	1	.		.		.		.		.			.	.		-		28

TOTAUX : 109

En définitive, la proportion des décès est de $\frac{28}{109}$, soit de 25. 6 pour 100.

Pourquoi cette mortalité par toutes ces maladies chez les enfants? Parce qu'on ne prend pas assez de mesures prophylactiques, parce qu'on ne fait pas ce qu'il faut pour couper le mal dans sa racine. Il est bon, sans doute, que des rapports bien conçus, bourrés de statistiques et de documents, soient faits à propos de chaque épidémie ou même chaque année ; ce sont là de pratiques et sérieuses études. Il est bon de prendre, au moment où les épidémies éclatent, les mesures de désinfection dont la science a montré l'efficacité. Il serait mieux, je crois, de rendre à l'avance ces mesures superflues. Il faudrait, et ce n'est pas là un but impossible à atteindre, il faudrait, *prévenir les diffusions épidémiques.*

Je n'insiste pas sur la varicelle et les oreillons, affections bénignes qu'on peut, à la rigueur, tolérer dans les salles communes d'un hôpital ; je n'insiste pas sur la fièvre typhoïde, dont la transmission se fait plutôt par l'eau que par l'air. Je me borne aux maladies que j'ai nommées plus haut, parce que ce sont elles que des enfants qui n'en sont pas atteints risquent de prendre par contagion.

Nous avons actuellement, sur la nature de la contagion des notions plus précises que les pathologistes qui nous ont précédés ; si nous ne connaissons pas toujours l'organisme qui l'engendre, nous savons, par des expériences accidentelles malheureusement trop fréquentes, qu'il existe réellement ; nous le voyons pour ainsi dire passer d'un individu à un autre. Est-ce là une notion stérile et sans conséquences ? Je ne crois pas qu'on puisse faire actuellement à la médecine le reproche de s'isoler sur les hauteurs de la spéculation et de ne s'inquiéter en aucune façon de ce qui peut servir à l'individu. La situation du médecin serait navrante si, en présence d'un mal dont il entrevoit la nature, dont il doit combattre souvent avec peine les conséquences, il en était réduit à se croiser les bras et à le laisser évoluer suivant les caprices de l'antique génie épidémique. Aujourd'hui nous agissons plus sûrement, plus vite. Nous avons à notre disposition des moyens de deux ordres : les vaccinations préventives et les mesures d'hygiène.

Les découvertes relatives à l'atténuation des virus, les recherches merveilleuses faites dans cette voie, nous ont conduits à des résultats qu'on n'eût guère osé espérer, même après Jenner ; il a fallu, pour en arriver là, qu'un homme de génie eût raison, à force de persévérance, de méthode et de rigueur scientifiques, des préventions et du scepticisme qui accueillirent ses premiers travaux.

On peut rendre l'individu rebelle à l'infection, c'est un fait démontré, mais démontré seulement pour la variole, la rage, peut-être même pour la fièvre jaune chez l'homme et chez l'animal, pour le charbon ou sang de rate, le charbon emphysémateux, le choléra des poules, le rouget du porc, la péripneumonie, l'immunité de ces deux dernières affections étant obtenue au moyen d'inoculations de virus naturels au lieu de virus atténués. On parviendra, je l'espère, à des résultats analogues pour les maladies dont j'ai parlé. Mais dans combien de temps ? Après combien d'épidémies ? Nul ne le sait. Ce qui est aujourd'hui certain, c'est que, pour ces maladies, nous en sommes encore à la vieille prophylaxie, à celle que préconisait déjà l'École de Salerne :

.......Morbi contagia tangere vitent.

C'est à ce principe qu'il faut nous rallier ; c'est lui qu'il faut appliquer avec toute la rigueur que nous permettent les lois du pays, en nous basant sur les enseignements fournis par les sciences biologiques.

Il me semble que les conseils d'hygiène sont les initiateurs naturels des mesures à prendre. Ce sont eux qui doivent éclairer les administrations, éveiller l'attention du public, stimuler, au besoin, son zèle. En portant, devant un corps dont la compétence est reconnue par tout le monde, la question de la prophylaxie générale des maladies contagieuses, qui sont surtout meurtrières chez les enfants, je crois remplir un devoir et comme citoyen et comme médecin.

C'est presque une naïveté de dire, tant la chose est évidente, que la première condition, pour prévenir les épidémies futures, c'est de chercher dans quelles conditions se sont développées les épidémies antérieures. Notre champ d'exploration peut être plus facilement limité qu'on ne le croirait ; nous nous bornerons à voir comment les choses se passent : 1° lorsque les épidémies infantiles naissent à l'hôpital ; 2° lorsqu'elles naissent en dehors de l'hôpital.

§ 1. — Pour l'hôpital, les choses sont simples lorsqu'il n'existe aucune sorte d'isolement. Dans ce cas, le développement des épidémies, et leur transport en ville, s'expliquent facilement. Les petits malades reçoivent les visites de leurs parents et de leurs amis, agents excellents pour la propagation des germes contagieux. Ces conditions étaient les conditions régulières où, pour mieux dire, générales, des hôpitaux de Paris il y a dix ans. Elles existent encore pour deux maladies au moins, la scarlatine et la coqueluche, qu'on traite dans les salles communes. Mais nous reconnaissons que l'opinion publique s'est modifiée, que la nécessité de l'isolement, démontrée par les médecins et les hygiénistes, a fini par être admise dans les sphères administratives. Malheureusement, si clairs que paraissent les mots, ils donnent toujours lieu à des interprétations singulières lorsqu'on sort de la théorie pour entrer dans la pratique.

Il y a une vingtaine d'années, voici comment se faisait l'isolement dans une ville d'Europe que je ne nommerai pas. On était en pleine épidémie de variole. Des malades amenés à un dispensaire public, dans la période même d'invasion de leur maladie, étaient placés à côté d'autres personnes atteintes d'affections tout à fait différentes ; un certain nombre de celles-ci prirent la variole ; les médecins s'émurent, tourmentèrent l'administration intéressée. De guerre lasse, elle finit par entrer dans leurs idées ; on décida que, désormais, on isolerait les varioleux dans la salle de consultation. En conséquence, celle-ci fut divisée en deux parties par une ficelle ; la droite était occupée par ceux qui avaient des boutons sur la figure, la gauche par ceux qui n'en avaient pas !

Je ne veux pas dire qu'on entend toujours et partout l'isolement de la sorte ; il y a des nuances entre le rudimentaire et le parfait. Nous sommes, malheureusement, encore loin du parfait. Voici ce que nous avons aujourd'hui pour les malades dont l'isolement est admis par l'administration des hôpitaux : des pavillons spéciaux. On y transporte les enfants lorsque l'affection dont ils souffrent est nettement caractérisée, qu'il s'agisse de diphtérie ou de rougeole (car ce sont, je le répète, les deux seules maladies qu'on isole).

J'admets volontiers que les enfants cessent d'être dangereux à partir du moment où ils ont franchi le seuil du pavillon ; mais avant d'y arriver, ils ont passé une ou deux heures dans la salle de consultation ; si la forme de leur affection était fruste ou mal caractérisée, ils ont été parfois dirigés dans une salle commune. Pour affirmer que ces pérégrinations ont été inoffensives, il faudrait démontrer d'abord que la diphtérie et la rougeole ne se transmettent que lorsque leurs caractères cliniques sont si frappants qu'on ne peut les méconnaître ; or, on ne l'a pas démontré, et on ne le démontrera jamais, par l'excellente raison que le contraire est prouvé. La diphtérie donne la diphtérie longtemps avant de présenter son caractère définitif, les sécrétions oculo-nasales de la période initiale de la rougeole sont l'agent le plus actif du transport des germes d'un individu à un autre.

Disons le mot : l'isolement par des pavillons tel qu'on le conçoit est insuffisant, il ne prévient pas sûrement le développement des épidémies intérieures. Il est possible, en effet, que l'une d'elles survienne à la suite du séjour dans les salles d'un petit malade atteint d'une forme douteuse ; à la suite de l'entrée d'un enfant contaminé à la consultation, et chez lequel l'incubation et l'invasion de la maladie se feront, à peu près toujours, avant qu'il soit isolé.

Les salles de consultation actuelles sont de mauvais

endroits, je ne saurais trop le répéter (1) ; elles menacent l'hôpital, elles menacent la ville. C'est surtout, grâce à elles qu'un établissement humanitaire devient un foyer infectieux dont l'influence s'étend parfois dans des quartiers où l'on ne songerait guère à la chercher. Là, aucun isolement, pas même l'isolement à la ficelle ; tout est abandonné au hasard des immunités individuelles ; c'est le pire état de choses qu'on puisse imaginer.

Et pourtant, on pourrait remédier au mal, le procédé est simple ; c'est probablement pour cela qu'on ne veut pas l'adopter.

Pour qu'aucune contamination n'ait lieu à la consultation, il faut isoler, dans la minute même qui suit leur arrivée, les enfants capables d'en contaminer d'autres. La population des consultations hospitalières se répartit de la sorte :

1° Sujets indemnes de maladie contagieuse ;

2° Sujets atteints de maladie contagieuse ;

3° Sujets suspects de maladie contagieuse.

La sélection immédiate, a-t-on dit, est impossible. Je ne le crois pas. Rien ne serait plus simple, j'en ai la conviction si l'on voulait charger de cette besogne un interne ou un médecin (candidat au Bureau central ou même médecin du Bureau central), qui examinerait les petits malades au fur et à mesure qu'ils arriveraient à la consultation.

Pour les sujets de la première catégorie, je ne demande

(1) *La rougeole à Paris*, etc. Rapport adressé à M. le Préfet de police, président du Conseil d'hygiène et de salubrité du département de la Seine, dans la séance du 6 juin 1884 ; *Études d'hygiène publique*, 1886 ; p. 46, et *de la Diffusion continue de la rougeole à Paris*, etc. *Union médicale*, 1887, tome I, p. 122.

pas autre chose que la salle de consultation telle qu'elle est
aujourd'hui. Ils y attendront le chef de service chargé ce
jour-là, d'examiner les malades que l'on désire faire admettre, et de donner pour les autres des conseils médicaux.

Relativement aux seconds, les choses sont un peu différentes. Les parents viennent à l'hôpital, ou pour y
laisser le petit malade, ou pour avoir simplement une
consultation. Dans le premier cas, on dirige l'enfant sur
le pavillon d'isolement consacré à la maladie dont il est
atteint. Dans le second, l'entrée de l'hôpital est interdite
au malade ; le médecin chargé de la sélection initiale formule un diagnostic, fait une prescription et donne aux parents les conseils nécessaires pour éviter la contagion
en ville.

On agira de la même manière pour les enfants suspects
lorsqu'ils ne doivent pas rester à l'hôpital ; lorsqu'ils y
sont admis, on ne devra évidemment les diriger ni sur les
pavillons d'isolement où ils pourraient prendre la maladie que l'on soupçonne s'ils ne l'avaient pas, ni dans
les salles communes où ils pourraient la donner s'ils
l'avaient. Il faudra, de toute nécessité, les faire séjourner
d'abord dans des chambres isolées, destinées uniquement
à eux, où ils resteront en observation jusqu'à ce que le
diagnostic définitif ait été fait. Il devra y avoir au moins
quatre de ces chambres, une pour les cas présumés de
scarlatine, de rougeole, de coqueluche et de diphtérie.

En somme, tout le monde est d'accord sur ce point : il
ne faut pas que l'intérieur d'un hôpital puisse être l'origine
d'aucune maladie. J'ajoute qu'aucune ne doit être prise à
l'entrée de l'hôpital. Or, pour atteindre ce but, les précautions nécessaires sont les suivantes :

1º La sélection dès l'arrivée du malade à l'hôpital ;

2º L'isolement des cas suspects dans des chambres séparées ;

3º L'isolement des cas confirmés dans des pavillons-spéciaux.

C'est sur ce dernier point que je désire insister maintenant.

Poursuivons l'isolement jusqu'à son expression dernière, le pavillon autonome ; nous allons nous trouver en présence d'objections souvent soulevées.

En réunissant les malades atteints d'affections contagieuses dans un espace limité, vous accumulez les germes ; vous aggravez les cas individuels et vous augmentez les chances de la diffusion, parce qu'il est prouvé que la concentration des éléments capables de contaminer la favorise ; à un danger vous en substituez un autre et vous lésez l'intérêt des malades.

Cette objection a eu naguère sa raison d'être, et s'il était question d'accumuler de pauvres enfants dans des espèces de cloaques sans air, sans lumière, dans des réduits comparables aux anciens lazarets des Échelles du Levant, aux maladreries du moyen âge, la raison d'humanité l'emporterait, et personne n'oserait prendre la responsabilité d'exposer quelqu'un à une mort presque certaine.

Mais pour une maladie contagieuse traitée dans un pavillon bien construit, bien emménagé, organisé d'après les préceptes de l'hygiène moderne, la malade a autant et plus de chances de guérir que dans une autre salle de l'hôpital ; l'accumulation des germes n'aura jamais lieu si le nettoyage est satisfaisant, si l'aération est bien faite.

Malheureusement, si je m'en rapporte à ce que j'ai journellement sous les yeux, ce n'est ni toujours, ni partout le cas.

Aux Enfants-Malades, on a pris, pour pavillon provisoire d'isolement des rubéoleux, des salles situées au second étage ; elles sont basses de plafond ; les lits y sont très rapprochés, le cubage d'air est insuffisant, la ventilation imparfaite. C'est un pis aller. On se demande parfois si, en réalité, pour protéger les sujets sains, on n'aggrave pas l'état des sujets malades.

Au premier abord le pavillon des diphtéritiques du même hôpital paraît irréprochable : il est bien construit, convenablement isolé, les salles sont bien éclairées, bien ventilées, les lits sont espacés, le chauffage est satisfaisant ; tous les membres du personnel s'acquittent de leur tâche avec une abnégation et un dévouement qu'on ne saurait trop louer. Mais il n'y a ni cuisine, ni lingerie spéciale, les braves femmes qui sont en rapport journalier avec les diphtéritiques circulent sans entraves dans l'intérieur de l'hôpital et sont ainsi des agents inconscients du transport de germes contagieux.

A la salle des garçons et à celle des filles sont annexées des chambres de deux ou trois lits pour des diphtéries développées dans le cours d'une rougeole, d'une scarlatine ou d'une coqueluche. Cet isolement secondaire est excellent, mais il devrait être suffisant : un diphtéritique rubéoleux peut donner la rougeole à un autre enfant atteint simultanément de coqueluche et de diphtérie, et dans les conditions actuelles ces malades sont parfois réunis ! Il faudrait trois chambres annexes au lieu d'une : une pour la rougeole, une pour la scarlatine, une pour la coqueluche. Je n'ai naturellement en vue que les cas où ces affections sont compliquées de diphtérie.

Résumons-nous.

L'isolement incomplet ou mal fait est toujours inutile, parfois dangereux ; il faut l'isolement complet.

La scarlatine et la coqueluche sont encore traitées dans les salles communes ; elles sont l'une et l'autre contagieuses et graves : il faut qu'on isole la scarlatine et la coqueluche, comme on a isolé la rougeole et la diphtérie. Un de mes anciens collègues, Archambault, résumait naguère dans une phrase d'une brièveté lugubre les dangers dont nous venons de parler. « A l'Enfant-Jésus, disait-il (et la chose est aussi vraie pour les autres hôpitaux d'enfants), on meurt, non de l'affection pour laquelle on est entré, mais de celle qu'on y contracte. » Il faut faire tout ce qui est humainement possible pour qu'il n'en soit plus ainsi.

Il nous semble résulter de ce qui précède que l'isolement est une nécessité. J'ajoute que cette nécessité a été reconnue presque partout, et qu'il y a en Angleterre, en Hollande, en Russie, etc., des hôpitaux destinés exclusivement aux maladies contagieuses. On a été longtemps chez nous, trop longtemps même, à entrer dans cet ordre d'idées (1). Nous sommes heureux de constater qu'un revirement complet s'est fait depuis quelques années. Au

____

(1) Je serais injuste si je ne rappelais les persévérants et si louables efforts tentés, depuis au moins vingt ans, à la Société médicale des hôpitaux et à la Société de médecine publique, aux Congrès pour l'avancement des sciences et aux Congrès internationaux d'hygiène, dans le but d'obtenir l'isolement des maladies contagieuses dans les hôpitaux, spécialement dans les hôpitaux d'enfants.

Conseil municipal, M. le Dr Chautemps a insisté sur l'urgence de l'isolement des malades atteints d'affections contagieuses, et proposé des mesures destinées à le mettre en pratique à Paris ; le Conseil de surveillance des hôpitaux, la Commission d'hygiène hospitalière, se sont occupés à plusieurs reprises de la même question.

Voyons donc où nous en sommes aujourd'hui et quels moyens on propose pour que cet isolement soit réalisé.

Deux systèmes sont en présence :

1º On créera en dehors de la ville des hôpitaux spéciaux destinés à chaque maladie contagieuse ;

2º On ajoutera aux hôpitaux existants des pavillons d'isolement.

Nous allons discuter l'un et l'autre système.

Hôpitaux d'isolement extra muros. — Dans un premier rapport présenté au Conseil municipal en 1886, M. Chautemps proposait de créer un hôpital pour les diphtéritiques dans les vastes terrains que l'Administration possède à Créteil. Reconnaissant les difficultés que rencontrerait l'exécution de son projet, il le modifia et proposa, dans un second rapport de la même année, la création d'hôpitaux suburbains rapprochés des fortifications et destinés aux maladies contagieuses (1).

Il est certain que l'idée d'un établissement *extra muros* consacré exclusivement à une maladie, construit dans un

____

(1) Rapports présentés par M. Chautemps, au nom de la 8ᵉ Commission sanitaire, sur une proposition de M. Vaillant tendant à ce qu'à l'avenir toutes les maladies infectieuses soient traitées hors Paris. Premier rapport concernant seulement la diphtérie. Deuxième rapport relatif aux maladies contagieuses.

milieu salubre irréprochable au point de vue de l'aération, de l'aménagement, doit sourire à beaucoup de personnes. Je crois, pour mon compte, qu'un diphtéritique placé dans un pavillon élevé sur les terrains de Créteil sera dans les meilleures conditions qu'on puisse rêver pour lui-même et pour les autres. Point d'influences délétères, point d'encombrement ; par conséquent, aucun danger de débilitation individuelle par le fait du milieu ; moins de chances de propagation de la maladie que n'importe où ; ce sont là autant d'avantages qu'on ne saurait dédaigner.

Nous avons supposé le petit malade arrivé à Créteil et installé. Mais le difficile, c'est d'y arriver.

Un tiers tout au plus des enfants qui entrent à l'hôpital est transportable, et ce n'est pas chose facile de savoir si ces enfants le sont. Mon collègue et ami M. le Dr Labric a déclaré avec raison qu'il ne voudrait pas toujours donner une réponse en pareil cas, qu'il hésiterait devant une pareille responsabilité (1).

En second lieu, est-ce donc chose aisée que cette évacuation de tous les jours, de toutes les heures ? On a obtenu difficilement des voitures de quartier pour le transport à l'hôpital ; et il faudrait, pour ne point créer de chances de contamination, quatre voitures au moins dans chaque hôpital d'enfants, c'est-à-dire une pour chacune des maladies contagieuses dont nous réclamons l'isolement. Quatre attelages en permanence, c'est une complication financière avec laquelle on doit compter ; d'autant mieux qu'il faudrait que les voitures fussent doublées,

____

(1) Commission d'hygiène hospitalière. Séance du 19 janvier 1887, *Étude sur la diphtérie*, p. 26.

car, si un certain nombre d'entrées se font à la consultation, il arrive souvent dans la journée des cas d'urgence.
Puis un trajet de 6 kilomètres en moyenne est toujours
une chose sérieuse ; les refroidissements aggravent la
diphtérie et rendent souvent mortelles des fièvres éruptives qui, sans eux, auraient été bénignes. Cette objection,
les parents la formuleront avec beaucoup plus d'énergie
au médecin qui proposera le transport de leur enfant à la
campagne. J'arrive à une dernière considération, elle est
moins importante si l'on veut, mais elle a son poids.
Peut-on croire qu'avec l'état d'esprit dans lequel nous
nous trouvons aujourd'hui, un médecin consente sans répugnance à se consacrer exclusivement au traitement
d'une maladie ? Jamais les partisans les plus fervents de
la spécialisation n'ont été jusqu'à cette idée. Sans doute
on trouvera des médecins, mais il ne feront qu'un court
passage dans les hôpitaux destinés aux maladies contagieuses, et tout le monde sait que ce n'est pas une condition idéale pour acquérir l'expérience pratique.

Il y a donc des difficultés de l'ordre financier, de l'ordre
hygiénique et de l'ordre professionnel, et j'ai beau chercher, je ne vois aucune combinaison qui puisse les supprimer.

*Pavillons d'isolement annexés aux hôpitaux généraux
d'enfants.* — Supposons que les hôpitaux urbains aient
subi des transformations telles que tous répondent à l'i-
déal que nous indiquerons plus loin ; qu'il n'y ait de danger de contamination ni à l'entrée, ni à l'intérieur (c'est
là un problème qu'il est possible de résoudre) ; valent-ils
l'hôpital *extra muros ?* Tous les avantages de celui-ci,

nous pouvons les obtenir et aucune des difficultés dont nous avons parlé ne se présentera. La question de transport est supprimé ; on apporte l'enfant, il n'est pas obligé à un séjour d'une heure au moins en voiture, mais en quelques minutes il est transporté au pavillon et installé dans son lit ; rien ne manque ; si une trachéotomie est immédiatement nécessaire, l'interne de garde est là ; on est certain d'avoir un personnel exercé, un matériel irréprochable. On n'enlève plus à l'hôpital une partie de sa destination actuelle, il peut servir à l'enseignement. Les personnes timorées n'hésiteraient point à sacrifier celui-ci. Pourquoi ? Les accoucheurs ont fini par avoir raison de la fièvre puerpérale dans leurs services, et cependant ils font des élèves. Ne peut-on pas appliquer dans une certaine mesure aux pavillons d'isolement ce qui se fait dans les services d'accouchement des hôpitaux ?

Voyons donc sur quels principes doit être construit cet hôpital urbain d'enfants que nous considérons comme inoffensif. Suivons la famille qui amène le petit malade et voyons ce qu'il devient d'abord à l'entrée, puis dans la salle où il séjournera.

J'ai déjà énuméré une partie des précautions qui me paraissent indispensables pour l'entrée, c'est-à-dire la nécessité absolue de la sélection au seuil même de l'hôpital, des sujets atteints de maladies contagieuses. Mais si j'ai tout dit à propos du personnel, il me reste beaucoup à dire pour le local lui-même ; nous pouvons entrevoir ce qui serait rationnel, ce qui doit se faire, en examinant ce qui se fait aujourd'hui.

Aux Enfants-Malades la salle de consultation est au rez-de-chaussée du bâtiment dans lequel sont logés les inter-

nes et les fonctionnaires ; l'escalier de ceux-ci est en
communication directe avec la salle de consultation ; détail
à noter, la plupart de ces fonctionnaires sont mariés et
ont de jeunes enfants. Cette année même, un de ceux de
l'économe a eu la rougeole, un autre la scarlatine ; il y a
deux ans j'ai eu l'occasion d'observer une véritable épidémie de diphtérie dans la famille d'un commis de l'écono-
mat. Il faudrait absolument transporter autre part la salle
de consultation, il faudrait la placer sur le périmètre de
l'espace occupé par l'hôpital et complètement détachée
de tout autre habitation. Il y aurait sûrement avantage à
se contenter pour ce bâtiment, inhabité la plus grande
partie de la journée, d'une construction légère, facile à
chauffer et à ventiler, et qu'on pourrait détruire et remplacer si elle devenait notoirement insalubre. La même
remarque s'applique aux pavillons : c'est aujourd'hui un
axiome d'hygiène publique que tout local susceptible
d'être infecté à un moment donné doit être construit de
telle sorte qu'on puisse le faire disparaître rapidement et
sans que cette mesure soit trop dispendieuse.

Il sera bon qu'à côté de la salle de consultation se
trouve une salle destinée à la policlinique pour les petits
malades de la ville soignés par les médecins de l'hôpital
mais qui, pour une raison ou une autre, n'entrent pas ; il
serait même à désirer qu'une salle spéciale destinée aux
coquelucheux y fût annexée. Je ne parle pas des autres
maladies contagieuses qui ne doivent, dans aucun cas,
être traitées à la policlinique. Aujourd'hui la policlinique
existe, mais elle a lieu à l'intérieur de l'hôpital : il n'est
pas douteux que c'est créer gratuitement des chances de
contagion.

Je dois dire que l'Administration a reconnu elle-même ces inconvénients, que j'ai déjà signalés à plusieurs reprises. M. le Directeur général de l'Assistance publique fait étudier en ce moment les moyens d'y remédier. Cette nouvelle manifestation d'une sollicitude intelligente pour les intérêts de l'hygiène hospitalière mérite tous nos éloges.

L'hôpital doit être une colonie sanitaire plutôt qu'une caserne ou une cité ; en réalité, c'est une collection d'édifices de dimensions variables, à destinations différentes, rapprochés sans doute, mais qui n'ont de commun que la désignation générique.

La construction centrale, la plus importante naturellement, sera seule accessible au public ; elle ne donnera asile qu'à des individus atteints d'affections non contagieuses. Je n'insiste pas sur sa distribution intérieure.

Autour de cette construction seront placés, à des distances variables, suivant l'espace dont on disposera, quatre pavillons d'isolement pour la rougeole, la scarlatine, la diphtérie et la coqueluche. Pour qu'ils rendent tous les services dont ils sont susceptibles, ces pavillons doivent être des espèces de lazarets autonomes. Le personnel, choisi avec soin, sera muni d'un règlement spécial qu'il aura toujours présent à l'esprit, qu'il observera moins par crainte de mesures disciplinaires que par suite d'une conception nette de son rôle et des dangers auxquels exposent les négligences. Chaque pavillon doit avoir sa cuisine, sa lingerie, ses bains, son étuve à désinfections, son préau pour les enfants convalescents, enfin sa ceinture d'arbres ; il faut que l'ouverture se fasse directement sur la rue et que l'espace occupé par le pavillon soit clos de telle sorte qu'on ne puisse y entrer par mégarde.

Il est bien entendu que les visites de l'extérieur seront interdites pour éviter que les visiteurs ne soient contaminés et qu'ils ne transportent les germes en ville ; on donnera, comme on le fait aujourd'hui pour la diphtérie, des nouvelles de l'enfant au moyen du téléphone.

Le service médical sera fait alternativement par les médecins de l'hôpital, qui prendront les précautions antiseptiques que prennent les accoucheurs ; la visite aux pavillons devra être faite en dernier lieu.

J'ai dit que quatre pavillons étaient indispensables, six seraient utiles ; un resterait inhabité, ce serait un pavillon de précaution qu'on pourrait utiliser si une désinfection immédiate des autres était nécessaire ; enfin, un dernier, moins important, serait destiné aux enfants varioleux ; je n'ai pas besoin d'insister sur les convenances morales qui font souhaiter que ces enfants ne soient plus soignés dans les hôpitaux destinés aux varioleux adultes (1).

On a exprimé des craintes au sujet du groupement dont je viens de parler. M. Moutard-Martin a répondu par avance aux objections, dans la séance de la Commission d'hygiène hospitalière du 19 janvier 1887 ; il a fait remarquer, avec juste raison, que la proportion des décès constatés de 1879 à 1882 donne absolument tort à ceux

______

(1) Je me suis occupé surtout des maladies contagieuses fréquentes dans les services de médecine des hôpitaux d'enfants. On pourrait appliquer une partie de ce que j'ai dit à l'érysipèle ; peut-être des baraquements analogues à ceux qui existent à l'hôpital Saint-Louis suffiraient-ils pour l'isolement. Mais comme cette affection est surtout redoutable dans les services de chirurgie, les titulaires de ces services seront plus à même que nous d'indiquer quel système a leur préférence.

qui prétendent que la présence d'un hôpital d'enfants dans un quartier augmente le chiffre de la mortalité (1).

Les conditions que je viens d'examiner me paraissent répondre à tout, en temps ordinaire. Mais en temps d'épidémie ? Si le malheur veut que nous nous trouvions encore dans ces circonstances difficiles à prévoir aujourd'hui, je ne vois qu'un moyen pour ne pas être pris au dépourvu : construire à l'avance près des fortifications des pavillons d'attente, ou, ce qui vaudrait mieux, conserver dans des magasins le matériel nécessaire pour qu'ils puissent être élevés en quelques heures. Dans ce cas, les malades transportables seraient évacués sur les succursales aussitôt qu'il y aurait menace d'encombrement dans un pavillon. On pourrait même avertir les parents, par voie de l'affichage ou de la presse, que les enfants y seront reçus directement. Comme il s'agit d'un état de choses exceptionnel et grave, il est probable qu'on n'aura plus à compter avec les craintes signalées par M. Brouardel dans la discussion dont j'ai parlé (2).

§ 2. — Si nous pouvons procéder par voie administra-

______

(1) Page 21.

(2) Commission d'hygiène hospitalière, séance du 19 janvier 1887. *Études sur la diphtérie*, p. 23 et suivantes.

On pourra consulter encore, au sujet des conditions que doit remplir un hôpital d'enfants : RAUCHFUSS. *Die Kinderheilanstalten* in *Gerardt's Handbuch der Kinderkrankheiten*. Tübingen, 1882, t. I, 2ᵉ partie, 2ᵉ édition, p. 495. — THORNE. *On the use and influence of Hospital for infectious diseases. (Supplement to the tenth annual Report of the Local Government Board for Health*. London, 1880-1882. — LUTAUD (Auguste) et HOG (Walter-Douglas). *Étude sur les hopitaux d'isolement de Londres*. Paris, 1886. — LANCRY (Gustave). *De la contagion de la diphtérie et de la prophylaxie des maladies contagieuses dans les hôpitaux d'enfants de Paris*, 1886, p. 119, etc.

tive pour l'hôpital, les lois actuellement existantes ne nous fournissent pas la même ressource pour la ville. Les maladies contagieuses peuvent se communiquer dans bien des conditions ; nous avons signalé ailleurs le danger des visites à un diphtéritique, à un rubéoleux, etc. ; nous avons dit que nous n'avions qu'un seul moyen pour obvier à tout cela : éclairer la population par des *instructions*. Le Conseil est entré dans ces idées, de telle sorte que je ne crois pas qu'il y ait autre chose à faire en ce sens que de donner la plus grande publicité possible aux documents rédigés sous son inspiration.

Mais les épidémies naissent autre part ; la contamination ne se fait pas toujours à la maison ; elle se fait souvent dans les milieux où un grand nombre d'enfants sont réunis, surtout quand ces enfants sont amenés, parce qu'ils sont déjà malades. On ne pratique plus aujourd'hui exclusivement à l'hôpital la médecine infantile gratuite. La charité privée fait une louable concurrence à la charité publique. On soigne des enfants aux consultations des dispensaires des bureaux de bienfaisance, dans les dispensaires particuliers, dont les consultations ont une importance parfois égale à celle de nos hôpitaux. Les uns et les autres présentent avec ceux-ci le privilège de contribuer à la diffusion des épidémies en ville. On peut les rendre inoffensifs sans grands frais. Que faut-il pour cela ? Une salle de sélection comme celle que je demande pour la consultation hospitalière. Il ne se présente guère, dans ces dispensaires, d'enfants atteints de diphtérie, de rougeole, de scarlatine ; si l'une ou l'autre de ces maladies est soupçonnée, il faut interdire la salle commune de consultation au petit malade, et, si la famille n'a pas de ressources, le diriger sur l'hôpital le plus proche. Pour les coquelucheux, il faut une salle spéciale ; ces enfants marchent, peuvent aller à la consultation d'un dispensaire ; souvent même, le traitement se fait ainsi dans de meilleures conditions qu'à l'hôpital ; l'important, c'est qu'ils ne donnent pas la coqueluche à leurs voisins ; on réussira à l'éviter par la précaution que j'ai indiquée.

Je sais bien que la contagion peut se faire dans d'autres milieux, les jardins publics, où les enfants jouent ensemble, les églises, les réunions de famille, les écoles ; pour celles-ci, l'intervention du médecin-inspecteur est toute-puissante ; pour le reste, nous n'avons qu'un moyen : les *Instructions*.

L'idée est toujours la même : isolez, disons-nous ; soit, mais il faut avouer que la classe de la société qui peut nous obéir, pour ainsi dire à la lettre, n'est pas la plus nombreuse ; que l'ouvrier ou le petit employé, qui a quatre ou cinq enfants à sa charge, ne sait pas toujours immédiatement où il pourra les diriger pour qu'ils échappent à la diphtérie, à la scarlatine, etc., dont l'un d'eux est atteint.

Nous lui conseillons, habituellement, d'envoyer le malade à l'hôpital ; mais s'il refuse, nous n'avons pas le droit de le blâmer, car la cause du refus est un sentiment essentiellement respectable, même lorsqu'il n'est pas éclairé. Le moyen, je lai déjà indiqué ailleurs (1). Les personnes qui veulent avec le plus d'énergie garder leur enfant malade, se sépareront sans hésitation de leurs enfants

______

(1) *De la propagation de la diphtérie à Paris.* Rapport adressé à M. le Préfet de police le 18 février 1884 ; *Études d'hygiène publique*, 1886, p. 37, et *Union médicale*, 1887, t. I, p. 127.

en bonne santé. Espérons que les administrations et la charité privée rivaliseront de zèle pour la création d'*asiles* destinés à ces enfants, et où ils seront placés tant qu'il y aura danger de contagion dans leurs familles.

Je n'ai pas besoin de revenir sur la nécessité de voitures spéciales pour le transport à l'hôpital, ni sur la désinfection des appartements dans lesquels un cas de maladie contagieuse s'est déclaré. Si ces mesures ne sont pas toujours appliquées comme on le désirerait, ce n'est certes pas la faute de l'Administration préfectorale, qui ne néglige rien pour qu'elles le soient.

J'ai montré une partie des conditions qui favorisent aujourd'hui la diffusion des maladies contagieuses dans la population infantile de Paris. Je ne me dissimule pas qu'avec les meilleures intentions, l'application la plus judicieuse des ressources dont on peut disposer actuellement, on n'arrivera point à atteindre le parfait. Ne réussirions-nous qu'à diminuer un peu le chiffre annuel de la mortalité, ce serait un résultat que nous ne devons pas dédaigner. C'est pourquoi j'ai soumis à l'approbation du Conseil un certain nombre de mesures, dont l'urgence m'a paru frappante. J'espère qu'il voudra bien les discuter, les modifier s'il le croit nécessaire, ou, dans le cas contraire, leur donner son approbation et émettre en leur faveur un vœu, auquel son autorité donnera certainement une grande importance aux yeux des pouvoirs publics (1).

(1) Mon travail était terminé lorsque j'ai eu connaissance d'un troisième rapport de M. le docteur Chautemps. Ce rapport, plus important que les précédents, prouve de quelle vive sollicitude son auteur est animé pour tout ce qui touche aux questions d'hygiène hospitalière. Le savant rapporteur montre une connaissance parfaite de la situation actuelle de nos hôpitaux, des modifications que réclament impérieusement l'huma-

Après discussion de ce rapport, le Conseil a donné son approbation dans la séance du 10 juin 1887, aux mesures suivantes qu'il me paraît urgent de prendre dans le but de prévenir, chez les enfants, la diffusion de la diphtérie, de la rougeole, de la scarlatine et de la coqueluche.

A. — *Mesures à prendre dans les hôpitaux.*

1º La sélection des sujets atteints de ces quatre maladies contagieuses, dès leur arrivée à la consultation, par un interne ou un médecin chargé exclusivement de ce service.

2º L'isolement des cas suspects dans un bâtiment spécial et dans des chambres séparées.

3º L'isolement absolu des cas confirmés dans des pavillons spéciaux.

4º Le local de la consultation sera isolé des autres bâtiments.

B. — *Mesures à prendre en ville.*

1º L'application aux consultations des dispensaires privés et à celles des bureaux de bienfaisance des mesures réclamées pour les hôpitaux.

2º Le transport à l'hôpital, aussi souvent qu'il sera possible, des sujets atteints de maladies contagieuses.

3º La création d'asiles où les parents qui tiennent absolument à soigner chez eux leurs enfants malades enverront leurs enfants bien portants, et où ceux-ci resteront tant qu'il y aura danger de contagion dans leurs familles.

nité et la science. Certaines de ses conclusions diffèrent des nôtres. Quoi qu'il en soit, nous serions heureux que les principes sur lesquels repose l'ensemble des deux rapports fussent définitivement adoptés. Je suis persuadé que, malgré les divergences de détails, l'entente serait vite établie, et qu'on arriverait en fort peu de temps à faire disparaître un état de choses préjudiciable, à tous les points de vue, aux intérêts de la Ville, et même de la société.

LE CHIEN ET LES KYSTES HYDATIQUES

CHEZ L'HOMME (1)

RÉSUMÉ DE QUELQUES OBSERVATIONS CLINIQUES — MODE D'ENTRÉE DES ŒUFS DU TÆNIA ÉCHINOCOQUE DANS L'ÉCONOMIE. — INCONVÉNIENTS D'UNE FAMILIARITÉ TROP ÉTROITE ENTRE L'ESPÈCE HUMAINE ET L'ESPÈCE CANINE. — MESURES A PRENDRE, POUR DIMINUER LES CHANCES D'ENTRÉE D'ŒUFS DE TÆNIA DANS L'ORGANISME HUMAIN.

La genèse des kystes hydatiques est probablement une des questions les mieux connues de la pathologie. Il est bien démontré que l'œuf de l'un des tænias du chien, le *Tænia echinococcus*, est, je ne dirai pas l'ancêtre, mais le père de l'échinocoque humain ; celui-ci se développe seulement quand l'un des œufs du tænia en question a pénétré dans notre organisme. Il faut avouer qu'on n'a guère tiré parti d'une notion aussi précieuse au point de vue de la prophylaxie. Chaque mois, chaque semaine peut-être, on publie des observations de kystes hydatiques, de kystes hydatiques du foie surtout ; on discute avec chaleur, ou avec passion, les mérites réciproques des différentes méthodes de traitement. Ce sont là certes des questions d'un intérêt capital ; mais il serait également intéressant de remonter de l'effet à la cause, et d'ap-

(1) Communication faite à l'Académie de médecine dans la séance du 21 juin 1887 et *Union médicale*, même année, T. 44, p. 73.

pliquer nos connaissances actuelles à la suppression de
cette cause, autrement dit de donner à l'hygiène un rang
comparable à celui qu'on a accordé jusqu'à ce jour à la
thérapeutique chirurgicale.

Il est facile de s'expliquer la fréquence bien connue
des kystes hydatiques en Islande. Chaque insulaire pos-
séderait, d'après Krabbe (1), 6 chiens en moyenne, et
28 p. 100 de ces animaux auraient des tænias échinocoques.

La relation de cause à effet étant connue, on pourrait
formuler à peu près en ces termes la loi de l'étiologie
générale des kystes hydatiques: *leur nombre, dans un
pays, est directement proportionnel à celui des chiens*, et
conclure de là qu'ils sont plus fréquents dans les monta-
gnes que dans les plaines, plus fréquents dans les campagnes que dans les villes. Si je m'en rapporte aux chiffres
statistiques qu'a bien voulu me communiquer M. Alexandre,
chef du service vétérinaire sanitaire du département de la
Seine, Paris doit être à cet égard exceptionnellement
mieux partagé : il y existe près de 80,000 chiens dûment
inscrits sur les rôles de la cote individuelle de leur espèce, et peut-être 80,000 autres qui sont hors la loi, parce
que le fisc ignore leur existence.

Malheureusement il est difficile de traduire nos pré-
somptions par des chiffres : nous manquons de données
statistiques précises ; les kystes hydatiques ne tuent pas
toujours, et les gens qui en sont atteints peuvent succomber à d'autres affections. Quel médecin d'hôpital n'en

____

(1) KRABBE. *Der Island Echinoc.* (*Virchow's Arch.*), 1854, t. XXVI,
p. 225.

a pas trouvé de méconnus à l'autopsie d'individus morts de différentes maladies ? On pourrait, à la rigueur, fixer le nombre des porteurs de kystes qui ont produit des accidents assez graves pour appeler l'attention, c'est-à-dire le nombre de ceux qu'on a traités ; on ne saurait aller plus loin.

Il n'est peut-être pas superflu de rappeler les faits acquis, d'insister sur le rôle pathogénique du chien, sur les précautions à prendre pour éviter ce qui est toujours un inconvénient, souvent un danger. Cette considération m'a décidé à présenter à l'Académie quelques faits empruntés à ma pratique et les réflexions qui me paraissent en découler.

Au commencement du mois de novembre dernier, on amène à l'hôpital des Enfants-Malades une petite fille de 9 ans ayant une tumeur du foie qui offre tous les caractères d'un kyste hydatique : voussure au niveau de la région hépatique, saillie circonscrite, lisse, rénitente, qui n'est accompagnée ni d'ictère ni d'ascite, ne donnant lieu à aucun mouvement fébrile ; le début de cette tumeur paraît remonter à deux ans ; il a été indiqué par un peu de douleur au niveau du rebord cartilagineux des fausses côtes droites. Peu à peu les dernières côtes furent soulevées par une saillie de la face convexe du foie ; il en résulta une déformation notable de l'hypochondre droit. Une ponction capillaire donna un liquide limpide, non albumineux et renfermant les crochets caractéristiques.

Comme renseignement commémoratif, j'ajouterai que les parents de cette enfant avaient un gros terre-neuve, très affectueux, avec lequel elle jouait souvent ; il est probable que c'est de lui qu'elle avait pris les œufs de tænia.

Avant d'aller plus loin, il me paraît nécessaire d'insis-

ter sur la fréquence relative des kystes hydatiques pendant
l'enfance. Birch-Hirschfeld (1) a même émis à cet égard
une opinion qui me paraît vraisemblable : Souvent, dit-il,
des kystes hydatiques dont on a constaté l'existence seu·
lement à l'âge adulte, ont été contractés pendant l'enfance. On sait que la maladie peut passer inaperçue,
durer des années, avant d'aboutir à la mort. D'un autre
côté, mes deux collègues et amis, MM. Labric et Simon,
m'ont affirmé que, dans presque tous les cas observés par
eux depuis plus de vingt ans à l'hôpital de la rue de Sèvres
les enfants avaient été en rapport avec des chiens.

Voici un autre fait de même nature également signi-
ficatif.

Pendant les vacances de l'année 1886, j'eus l'occasion
d'observer à Fréjus une dame qui depuis vingt ans ren-
dait par les urines, à des intervalles variés, des hydatides
après avoir éprouvé les symptômes d'une véritable crise
de colique néphrétique : violentes douleurs dans la région
rénale gauche, avec irradiations vers l'aine, vomissements, et une ou deux fois hématurie, sans fièvre notable.
C'était bien une colique néphrétique, seulement les corps
vulnérants n'étaient pas des graviers rénaux, mais des
hydatides. Les unes étaient intactes, les autres crevées ;
leur volume variait entre celui d'une noisette et celui
d'une noix ; les crises avaient une durée moyenne
de un jour et demi à deux jours. Il n'existait aucune
saillie dans la région rénale gauche, ni en avant, ni en
arrière, ni en bas. La tumeur ne siégeait probablement

---

(1) BIRCH-HIRSCHFELD. *Leberkrankheiten,* in *Gerhardt's Handb. der
Kinderkhrankh.,* 1880, t. IV, 2ᵉ partie, p. 804-807.

pas à la partie supérieure du rein, car la malade n'avait accusé aucun symptôme anormal du côté du diaphragme ou du poumon : elle ne siégeait pas davantage à la partie inférieure, puisque le palper avait donné des résultats négatifs. Il y avait donc lieu de supposer que son siège était à la partie moyenne, au voisinage du hile. C'est évidemment ce qui peut arriver de plus heureux en pareil cas : les organes excréteurs constituent une sorte de soupape de sûreté, permettant l'évacuation d'une partie du contenu du kyste, chaque fois que celui-ci augmente au delà de certaines limites ; une ouverture accidentelle se fait, le kyste s'ouvre pour se refermer ensuite ; il ne grossit pas.

Dans la recherche des commémoratifs, je fus un moment sur le point d'abandonner mes idées antérieures. Cette personne n'avait pas de chien, n'en avait jamais eu ; cependant, en l'interrogeant, minutieusement sur sa manière de vivre depuis l'enfance, voici ce que j'appris ; il y a vingt ans, immédiatement après son mariage, la malade était allée habiter Cannes ; elle demeurait dans une maison renfermant de nombreux locataires ; l'eau potable était fournie par une source qui se trouvait dans le sous-sol. Cette source n'était pas recouverte, l'eau arrivait presque au niveau du sol. Les caves des locataires, entre autres celles d'un café qui occupait le rez-de-chaussée l'immeuble, étaient groupées autour de la source. Il n'était pas rare de voir différentes personnes, surtout les garçons du café, y descendre avec leurs chiens. Je ne saurais affirmer que les œufs du tænia échinocoque aient été puisés à cette source : la chose est possible, elle serait probable si d'autres locataires de la même maison avaient aussi présenté des kystes hydatiques. Je n'ai malheureusement pas de renseignements à cet égard, la malade ayant quitté Cannes depuis dix-huit ans.

Arrivons à un troisième cas, celui d'un jeune homme à l'autopsie duquel j'ai trouvé plusieurs kystes hydatiques du foie et un autre du ventricule gauche du cœur. Ce malade était traité dans mon service, en 1870, à la Charité annexe, aujourd'hui hôpital Laënnec. Son observation a été publiée dans la thèse de M. Welling (1) sur les *kystes hydatiques du cœur*. Je relève un fait extrêmement intéressant dans les notes que j'avais prises sur ce malade. C'était un jeune homme de 19 ans, qui en paraissait avoir 15 tout au plus; il n'était pas mieux développé au point de vue intellectuel qu'au point de vue physique. Un des êtres qu'il semblait affectionner le plus au monde, c'était un chien qu'il avait depuis l'enfance ; à plusieurs reprises, il m'exprima, comme il l'avait exprimé à ses parents, le désir que cet animal lui fut amené. A l'époque je n'attachai pas grande importance à ce détail qui n'a pas été reproduit dans l'observation.

J'ajouterai que j'ai encore traité, dans ces dernières années, des kystes hydatiques du foie, chez deux cultivateurs ayant des chiens et s'en occupant peut-être plus qu'on ne fait d'ordinaire.

Ces faits prendront une certaine valeur démonstrative, si on les rapproche d'autres également observés en France. Je rappellerai tout particulièrement ceux qu'a mentionnés M. Rendu : « Dans un mémoire inédit que M. Boinet a bien voulu nous confier, dit cet auteur, plusieurs faits intéressants de kystes hydatiques se trouvent rapportés ;

____

(1) Louis de Welling. Thèse de doctorat. Paris, 1872, p. 39.

un, entre autres, d'une jeune fille qui passait toute sa vie
entourée de six chiens, ses favoris : un autre concernant
un chasseur qui gardait ses chiens avec lui jusque dans
sa chambre à coucher, et d'autres exemples analogues (1). »

Il est probable que, si on faisait dans ce sens une série
d'enquêtes minutieuses, on découvrirait beaucoup plus
fréquemment qu'on ne le croit l'origine des kystes hydatiques. Si l'on était bien convaincu qu'en pareil cas, c'est
toujours le chien qu'il faut chercher, on finirait par découvrir qu'à une époque ou à une autre de sa vie, le
malade s'est trouvé dans d'excellentes conditions pour
l'absorption des œufs de tænias échinocoques.

J'insisterai peu sur les portes d'entrée par lesquelles ces
œufs pénètrent dans l'organisme humain.

Lebert (2) a parlé de l'inhalation. Il paraît plausible que
dans des conditions exceptionnelles de sécheresse, sous
l'influence de courants atmosphériques, l'air inspiré renferme les œufs en question ; à la rigueur, on peut dire
que certains kystes hydatiques limités à l'appareil respiratoire se sont développés par ce mode de contamination.
Toutefois, cette idée théorique est loin d'être démontrée,
et, si de pareils faits existent réellement, ils doivent être
tout à fait exceptionnels.

La pénétration a lieu d'habitude par les voies digestives ;
elle se fait au moyen des aliments solides ou liquides. A
cet égard, il existe des conditions un peu différentes pour

---

(1) *Dictionnaire encyclopédique des sciences médicales*, 1879, 4e série,
t. III, p. 213.
(2) LEBERT. *Klinik der Brushheiten*, 1874, t. II, p. 665.

la ville et la campagne. L'affection du paysan pour son
chien est d'une nature particulière, de forme peu expansive
il l'aime parce qu'il l'aide à garder son bétail, à chasser,
à éviter les déprédations des malfaiteurs ; s'il est à son
aise, il le nourrit bien et lui donne un abri suffisant con-
les vicissitudes atmosphériques, et c'est tout. De caresses
il n'en est guère question. D'un autre côté, la délicatesse
et le choix des aliments ne sont pas des qualités également
répandues dans toutes nos campagnes : par la chaleur, on
boit où l'on trouve de l'eau, on mange les fraises sur le
fraisier, les salades sommairement nettoyées. J'aime à
croire que ces particularités s'observent exclusivement
à la campagne.

Il est facile de concevoir avec quelle facilité les œufs
du tænia échinocoque peuvent être ingérés dans ces conditions : l'eau les charrie à la suite des pluies, ils s'infil-
trent dans le sol, le vent les transporte, chaque plante,
chaque source peuvent les recéler et les conserver un
temps parfois long.

Dans les villes, c'est autre chose : admettons — ce qui
n'est pas démontré — que nous soyons à l'abri de toutes
les causes précédemment indiquées, il en est d'autres
résultant de la douceur générale envers les bêtes et de
l'affection pour elles si communes, surtout chez les enfants.
Le chien est un animal gracieux, familier, toujours
dévoué. « Sans avoir, comme l'homme, la lumière de la
pensée, dit Buffon, il a toute la chaleur du sentiment. »
Si parfois, à la campagne, en échange des services qu'il
rend, il ne reçoit que des bourrades et des coups, à la ville
son affection, on pourrait dire sa tendresse, est généralement payée de retour. C'est un ami de la maison, ni

importun, ni compromettant ; c'est le premier compagnon
des enfants, qui le caressent, le lutinent, l'appellent, le
renvoient au hasard de leur jeune imagination dont la
mobilité est un des principaux caractères. Il supporte
tout avec une patience qui ne s'épuise jamais ; aux
taquineries comme aux bons procédés, il répond par des
marques d'affection. Par malheur, ces marques d'affection ne sont pas toujours inoffensives. Si elles se bor-
naient à la manifestation du vieil Argus au retour
d'Ulysse, il n'y aurait rien à dire ; mais le chien lèche
la main et, ce qui est pire, la figure ; souvent sa langue
est chargée d'œufs de tœnia pris à différentes sources.
Si l'éducation de l'animal a laissé à désirer, il a les pré-
misses de la tartine, qui va servir au goûter des enfants,
il enlève la couche superficielle du beurre ou de la graisse
et, en retour, saupoudre d'œufs ce qui reste : il monte sur
la table, et peut y déposer aussi quelques œufs. Dans les
villes, la présence d'un ou plusieurs chiens à l'intérieur
d'un appartement est un danger pour tout le monde. Qu'on
développe chez les enfants la mansuétude envers les animaux, c'est une des manières de former le cœur, mais on
peut, on doit même leur en interdire les preuves trop
objectives : « A chacun sa place — dit M. Jules Arnould,
dans un mémoire intéressant sur ce sujet (1) — que le
chien se tienne au chenil, quand il ne fait pas œuvre utile
au dehors, et qu'il mange dans sa gamelle, à lui exclusive.
Quant à la tendance au lèchement, il n'y a qu'à ne pas la
favoriser ou à la réprimer dans la jeunesse, pour que le

____

(1) ARNOULD (Jules). Les échinocoques de l'homme et les tœnias du
chien (*Annales d'hygiène publique et de médecine légale*, 1881, 3ᵉ série,
t. VI, p. 319.

chien n'en prenne pas l'habitude. Tout cela ressemble assez à la condamnation du chien d'appartement. Eh bien je ne m'en défends pas. Et M. Jules Arnould a raison.

Nous connaissons la série des transformations subies depuis l'entrée de l'œuf du tænia échinocoque dans l'intestin jusqu'à la constitution définitive du kyste hydatique : nous ne les suivrons pas. Rappelons seulement que l'enveloppe se ramollit et se dissout sous l'influence des sucs digestifs, que l'embryon hexacanthe mis en liberté se fraye un chemin à travers la muqueuse jusqu'à son siège définitif. Il y a des dissentiments relativement à son mode de migration : on peut soupçonner seulement la voie qu'il suit d'après le degré de fréquence des kystes hydatiques dans les différents organes. Le foie tient la tête de la série, puis viennent le poumon, le rein, la rate, le cerveau, le cœur, etc. Il y a donc lieu de supposer que les embryons arrivent au foie par la veine porte ; ils y restent souvent ; d'autres fois, ils s'engagent dans les veines sus-hépatiques, et arrivent ainsi dans le cœur droit, d'où ils gagnent le poumon. Ceux qui ne s'y arrêtent pas peuvent traverser les capillaires pulmonaires, gagner le cœur gauche et être lancés dans la grande circulation. Ce mode de propagation paraît plus vraisemblable que la transmission par les voies lymphatiques ou le cheminement direct par les interstices des tissus ; dans certains cas seulement celui-ci semble évident.

Des considérations que nous avons développées jusqu'ici, il nous paraît résulter que, s'il est souvent hors de notre pouvoir de supprimer radicalement les kystes hydatiques, on réussirait peut-être, avec un peu de soin et de méthode, à en diminuer le nombre. Quels sont les deux

facteurs principaux qui favorisent leur développement ?
Ce sont : 1° la malpropreté et l'incurie dans le choix et la
préparation des aliments et des boissons ; 2° une manière
de vivre dans laquelle il existe des communications trop
étroites entre les chiens et l'homme.

Je ne dis rien de la première condition : il faut espérer
que l'éducation et la vulgarisation de l'hygiène finiront
par en avoir raison. Bien nettoyer les salades, les racines
alimentaires, les légumes qui croissent au ras du sol et
se mangent verts ; ne point boire, sans la filtrer ou la faire
bouillir, l'eau des sources, citernes ou puits non cou-
verts, etc., voilà les principales prescriptions qu'il convient
de formuler. Pour la seconde, c'est une autre affaire : on
peut d'abord essayer de protéger les animaux dans une
certaine mesure, ne point les nourrir, comme on le fait
trop souvent, de détritus de boucherie ou d'abattoir. Qui
dit chien de boucher dit à peu près toujours chien atteint
de tænia. Mieux vaudrait à tous points de vue une destruction précoce et radicale de débris qui ne peuvent rien
produire de bon. On a parlé de tenir toute l'espèce en suspicion et de condamner impitoyablement à mort les vaga-
bonds. Pour ceux qui n'ont pas de maître, je n'y vois aucun
mal ; en thèse générale, les animaux errants peuvent
devenir dangereux ; par une équitable interprétation de la
loi Grammont, on devrait même frapper d'une amende
sérieuse, lorsqu'on les connaît, les gens qui, pour se dé-
barraser d'un serviteur inutile, l'abandonnent en pleine
rue ; mais l'application rigoureuse des mesures de police
vise plutôt la rage que les kystes hydatiques. Il faut que
les propriétaires de chiens veillent à l'alimentation de
ceux-ci et maintiennent, comme nous l'avons dit, leur fa-

miliarité dans certaines limites, qu'ils surveillent surtout les enfants; ils diminueront ainsi chez ces derniers les chances des kystes hydatiques.

En somme, il y a malheureusement encore trop de maladies que nous pouvons rarement guérir et dont nous ne savons comment nous préserver, le cancer, par exemple ; d'autres, parfois tout aussi graves, ne présentent pas le même degré de fatalité : on sait comment elles viennent, comment elles évoluent; les kystes hydatiques sont de celles-là. Sans supprimer l'espèce canine, — mesure à laquelle personne n'a jamais songé, — il est possible qu'en appliquant rigoureusement les notions que nous fournit l'hygiène, on diminue dans une notable proportion le nombre de ces kystes. Je crois que tous les conseils qu'on peut donner à cet égard, toutes les mesures prophylactiques qu'on peut provoquer, sont amplement justifiées par la nature même du but à atteindre et la certitude qu'on a de pouvoir l'atteindre.

LA RAGE CHEZ LES ENFANTS [1]

SA FRÉQUENCE. — SA GRAVITÉ. — CONDITIONS ORDINAIRES DANS LES-
QUELLES ONT LIEU LES MORSURES. — MESURES PROPOSÉES POUR
ATTÉNUER LE MAL.

I

Pendant le premier trimestre de cette année, à cinq
semaines d'intervalle, deux enfants atteints de rage ont été
amenés à l'hôpital des Enfants-Malades, le premier dans
mon service, le second dans celui du professeur Grancher.

Il s'agit, dans le premier cas, d'une petite fille de huit
ans, élevée à Saint-Ouen par une vieille femme à qui elle
avait été confiée par sa mère qui est cuisinière. Voici
son observation ; en raison de l'intérêt qu'elle me paraît
présenter, je vous demande la permission de la reproduire dans tous ses détails, recueillis pour ainsi dire
heure par heure. Je la dois au zèle et au dévouement de
mes élèves, M. Baudouin, interne, et MM. Dodieau, Janin
et Legrand, externes du service, qui ont veillé à tour de
rôle la petite malade et ne l'ont pas quittée depuis son
admission jusqu'à sa mort.

Obs. I. — Le 11 février, Marie-Clémentine X... jouait
dans une rue avec d'autres enfants, lorsqu'un chien qu'elle

[1] Ce rapport a été lu au Conseil d'hygiène et de salubrité de la Seine
et adopté le 8 juillet 1888.

avait *taquiné* à plusieurs reprises se jeta sur elle et la mordit à la main droite. On ne sait pas ce qu'est devenu l'animal ; par conséquent, il est impossible de dire s'il a fait d'autres victimes ; ce qu'il y a de certain, c'est qu'il n'attaqua aucun autre enfant du groupe dont faisait partie la jeune Clémentine.

La plaie, peu profonde et peu étendue, ne donna lieu qu'à un faible écoulement de sang. Une cautérisation fut immédiatement pratiquée, mais seulement avec de l'ammoniaque. Sept ou huit jours plus tard la cicatrisation était complète et la fillette pouvait retourner à l'école.

Jusqu'au 6 avril, elle n'éprouve rien d'anormal. Ce jour-là elle rentre, vers midi, se plaignant de malaise, de lassitude, et demande à se coucher.

Au milieu de la nuit du 6 au 7, elle est prise d'accès d'oppression et refuse toute boisson.

Dans la journée du 7, les accès d'oppression se répètent à plusieurs reprises et augmentent d'intensité. Le soir, apparaît, pour la première fois, la sensation de constriction à la gorge. Pendant toute la nuit l'enfant est extrêmement agitée ; elle se dresse sur son séant, saute en bas de son lit et, les yeux hagards, se promène quelques instants dans la chambre puis retourne se coucher. Elle n'a pas encore de photophobie et même elle exige qu'on maintienne une bougie allumée, tant elle a peur de l'obscurité. Un médecin consulté déclare que la petite malade est atteinte de rage et conseille de la transporter le plus tôt possible dans un hôpital.

Le lendemain matin, vers 11 heures, elle est admise à l'hôpital de la rue de Sèvres. On la conduit immédiatement salle Sainte-Élisabeth, où je terminais ma visite.

Ce qui frappe d'abord chez cette enfant, c'est l'expression inquiète de la physionomie, son air étrange. Au moindre bruit elle tressaille. Vient-on à lui souffler légèrement sur la figure, elle manifeste sur-le-champ une vive répulsion (aérophobie). Les objets brillants produisent sur elle le même effet ; on lui présente un miroir, aussitôt elle détourne la tête et veut fuir. Par contre, elle peut regarder sans fatigue apparente la fenêtre de la salle fortement éclairée.

Il n'existe aucun trouble apparent de la motilité ; les réflexes rotuliens sont parfaitement conservés. La sensibilité générale n'est point non plus affectée : on ne constate ni hyperesthésie, ni anesthésie. L'enfant n'a rien pris depuis quarante-huit heures. Ce qui paraît l'empêcher de s'alimenter, ce sont des spasmes très fréquents du pharynx ; car, dans leur intervalle, l'examen de la gorge fait rapidement, et auquel la malade se prête assez bien, ne relève rien d'anormal. On n'entend aucun râle dans les poumons, ni aucun bruit de souffle au cœur; pas d'accélération ni de ralentissement de la respiration et du pouls.

En ce qui concerne la température, il est impossible de la prendre : l'enfant repousse le thermomètre aussitôt qu'elle l'aperçoit, parce que, dit-elle, on s'est servi de cet instrument pour une de ses sœurs qui a succombé à une fièvre typhoïde.

En examinant la main mordue, on aperçoit une cicatrice ayant 7 millimètres de diamètre et siégeant au nivau de la partie moyenne du deuxième espace interosseux. Cette cicatrice, détail à noter, n'est pas douloureuse et ne l'a jamais été.

Vers 3 heures de l'après-midi, la petite malade se plaint

de vives démangeaisons aux deux bras ; elle se gratte tellement qu'elle se fait saigner et même, par moments, elle
se mord les ongles.

A 6 heures, le pouls, qui était resté peu fréquent (60 pulsations), présente des irrégularités, et les mouvements
respiratoires s'accélèrent. L'enfant devient très agitée et
veut à chaque instant sortir de son lit; elle se plaint de
besoins presque incessants d'uriner qui aboutissent seulement à l'émission de quelques gouttes d'une urine claire.

Malgré ces mictions répétées, évidemment spasmodi-
ques, la quantité d'urine rendue depuis le matin ne
dépasse pas un demi-verre. Celle-ci est de couleur jaune
pâle ; par le repos elle se trouble et ne tarde pas à fournir un dépôt sédimenteux blanchâtre qui disparaît sous
l'action de la chaleur. Si on continue à chauffer, elle se
trouble de nouveau (phosphates). Mais le précipité ainsi
formé disparaît à son tour dès qu'on ajoute quelques
gouttes d'acide azotique. Cet acide provoque en même
temps un abondant dégagement de gaz. Filtrée, puis
traitée par la liqueur de Fehling, elle ne présente aucune
trace d'albumine ni de sucre. A l'examen microscopique,
on reconnaît que le sédiment est formé par des cristaux
d'urate de soude ; on n'y aperçoit ni mucus, ni globules
de sang ou de pus, ni cylindres épithéliaux. La petite
malade n'a pas encore de sputation, mais elle accuse
constamment une sorte de constriction à la gorge. Il ne
paraît pas y avoir non plus de trouble de la sensibilité générale. La pupille droite paraît un peu plus dilatée que la
gauche

A 6 heures, on injecte sous la peau 2 centigrammes de
chlorhydrate de pilocarpine, une demi-heure après, la

transpiration se manifeste assez abondante d'abord à la face, puis à la tête et au cou. Malheureusement, cette médication n'a exercé aucune influence sur la marche de la maladie.

A 7 heures et demie, la photophobie devient apparente bien qu'il n'y ait dans la pièce qu'une veilleuse éclairant fort peu ; l'enfant se plaint de la trop grande intensité de la lumière et, pour lui éviter de nouvelles crises, on est obligé d'interposer un écran.

Les besoins d'uriner sont toujours les mêmes.

A 9 heures et demie, la malade ne veut plus rester au lit. La surveillante de nuit est obligée de la tenir assise sur ses genoux. A ce moment, s'il n'y a pas encore d'hyperesthésie cutanée, en revanche l'hyperesthésie sensorielle a notablement augmenté. Aux symptômes déjà mentionnés, il s'en est ajouté un autre : si on fait du bruit, si on parle un peu haut, l'enfant est prise de violents spasmes cervico-thoraciques (hyperacousie). En outre, elle se plaint d'avoir trop chaud et, cependant, sa peau est froide. C'est avec une grande peine qu'on la maintient enveloppée dans une couverture.

Depuis le début des accidents, il a été impossible de lui faire prendre ni boisson, ni aliment, ni aucun médicament. Ajoutons qu'elle n'a jamais toussé, mais que le pouls est devenu plus fréquent, irrégulier et intermittent (100 pulsations par minute).

A 10 heures 20 minutes, apparition d'un hoquet très pénible. Les spasmes pharyngés et laryngés sont presque incessants ; aussi, à chaque instant, la malade porte-t-elle la main à son cou comme pour modérer les contractions musculaires.

Après quelques efforts de vomissements la sputation se montre enfin ; la salive est peu abondante mais aérée, mousseuse. Il survient alors une accalmie assez complète qui persiste dix minutes, puis de nouveaux symptômes se manifestent. L'enfant prétend que la tête lui tourne ; néanmoins, elle se lève, trébuche et appuie sa tête sur son lit. Elle se plaint d'avoir mal aux oreilles, de ne plus entendre, et même de sentir des odeurs fétides. C'est une pure hallucination olfactive, car personne autour d'elle ne perçoit rien de semblable. La respiration est extrêmement gênée, la parole entrecoupée.

Cet accès, qui dure quelques minutes, se termine par une impérieuse envie d'uriner, mais, malgré de grands efforts, la miction se réduit à quelques gouttes de liquide. Notons aussi qu'il n'y a pas eu de garde-robe depuis l'entrée à l'hôpital.

A 11 heures, nouvel accès plus violent et plus prolongé (près de vingt minutes). La sensibilité générale est manifestement atteinte ; si on pince les téguments des bras on ne provoque aucune douleur. La sputation est devenue plus abondante et plus facile. L'enfant déclare spontanément qu'il ne faut pas avoir peur, qu'elle ne crachera sur personne. On dirait qu'elle a conscience que sa salive peut être dangereuse. Son intelligence, qui paraît altérée au moment des crises, est nette dans leur intervalle. On est parfois étonné de la manière sensée dont elle s'entretient alors avec les personnes qui l'entourent.

A minuit et demi (le 9), troisième accès. Battements du cœur tumultueux, saccadés ; pouls à 108, très irrégulier ; dyspnée intense non accompagnée de râles bronchiques ;

crachotements très pénibles ; envies très fréquentes d'uriner. La petite malade divague et est prise d'une frayeur extrême ; elle dit qu'elle va mourir et réclame un cercueil ; elle a des hallucinations de la vue. L'accès se termine, après une durée de vingt à vingt-cinq minutes, par des sueurs profuses et une émission très abondante de salive.

De 1 heure à 3 heures 1/2, période de calme. L'intelligence est devenue lucide. On offre à l'enfant du lait. Elle promet de faire tous ses efforts pour le boire, mais dès qu'on approche le verre de ses lèvres, elle dit que sa gorge est bouchée.

A 4 heures 1/2, nouvel accès ; délire violent, agitation extrême. Le jour paraissant, on constate la présence de plusieurs petites taches violacées ou noirâtres sur la poitrine. Les yeux sont hagards ; hallucinations de la vue. La malade croit voir des sergents de ville, le commissaire de police, etc.

Vers 5 heures, elle crie tout à coup à la surveillante : *Sauve-toi, je vais te mordre.* Cette dernière lui présente aussitôt un fichu de laine dans lequel elle mord à belles dents. Au bout de quelques secondes, elle rejette le fichu, mord sa camisole et même le bout de ses doigts. A ce moment, et pour la première fois, elle crache sur la surveillante. Un quart d'heure après, on voit tout d'un coup la tête s'infléchir, les poings se fermer et le corps entier se raidir. Émission involontaire d'urine.

A 5 heures 45 minutes, dernier accès plus intense encore que les précédents, mais qui ne dure que dix minutes.

La mort a lieu à 6 heures 1/2 au milieu d'un accès d'étouffement.

L'autopsie fut faite le même jour, à 5 heures du soir, en présence de M. Roux, sous-directeur au laboratoire de M. Pasteur. Les lésions constatées furent les suivantes :

Rougeur hypostatique de toutes les parties déclives.

Congestion très intense des méninges cérébrales et spinales.

Épanchement sanguin sous-méningé au niveau du quatrième ventricule.

(L'encéphale et la moelle ont été remis à M. Roux, ainsi que les nerfs du plexus brachial de chaque côté.)

Emphysème très prononcé des poumons, surtout au niveau de leurs bords antérieurs ; hyperhémie notable de leurs bases. Pas traces de tubercules. Bronches pleines de mucosités.

Pas de liquide dans la plèvre ; pas d'ecchymoses sous-pleurales.

Péricarde et cœur normaux, petits caillots noirâtres dans les ventricules et les oreillettes.

Sang très noir, poisseux, diffluent.

Aucune trace de lysse à la face inférieure de la langue.

Intégrité absolue des organes abdominaux, à l'exception des reins qui sont soudés par leur extrémité inférieure et constituent, au devant de la colonne vertébrale, une sorte de fer à cheval.

Le 10 avril, M. Roux inocule, par trépanation, deux lapins avec la substance nerveuse du bulbe de Marie-Clémentine. Le 26 du même mois, c'est-à-dire seize jours après l'inoculation, les deux animaux furent pris de rage et succombèrent au bout de trois jours.

D'autres inoculations, faites avec la substance des nerfs de chaque bras, ont également donné la rage.

Voici les renseignements que j'ai pu obtenir sur le second cas traité dans une des salles de M. Grancher. Ils m'ont été fournis par les élèves du service.

Obs. II. — Le sujet de l'observation est un jeune irlandais appelé John H..., âgé de huit ans. Il fut mordu dans son pays, le 16 avril dernier, par un chien qui s'était enfui de sa niche après avoir rongé la corde à l'aide de laquelle il était attaché. Cet animal mordit deux chiens, trois vaches et un certain nombre de moutons. Un lettre reçue le 18 mai au laboratoire de la rue d'Ulm annonce que plusieurs de ces derniers animaux sont devenus enragés.

Les blessures de H... siégeaient sur la muqueuse de la lèvre inférieure et sur la lèvre supérieure, au voisinage du nez. Elles ont saigné et l'enfant les a sucées. Ce n'est qu'au bout de quelques heures qu'elles ont été touchées avec de l'alcali.

Le 22 avril, H... se présente au laboratoire de M. Pasteur. Son traitement, commencé immédiatement, devait être terminé le 18 mai ; mais le 14 il devient triste, se plaint de maux de tête. Le 15, il est pris de vomissements aussitôt que des boissons ou des aliments sont ingérés. Le 16, les matières vomies renferment du sang, et en même temps surviennent l'hydrophobie et les spasmes du pharynx. Le petit malade refuse de boire. Le 17 il est conduit à l'hôpital des Enfants-Malades et placé dans le service de M. Grancher.

Outre les symptômes indiqués, il présente une agitation extrême, du délire et des hallucinations de la vue ; les pupilles sont dilatées, il n'existe ni paralysie ni affaiblissement musculaire. Un lavement de chloral administré dans le cours de la journée produit un soulagement momentané.

Le crachotement est presque continu et, à plusieurs reprises, on aperçoit aux lèvres une écume sanguinolente. Il n'y avait pas de plaie dans la bouche.

Les urines deviennent rares, et la mort a lieu le lendemain 18, à 8 heures du matin, au milieu d'un accès d'étouffement.

Autopsie. — La moelle épinière est ramollie dans sa portion cervicale ; elle fait hernie aussitôt qu'on pratique une incision des méninges, la portion lombaire est ferme.

Dans le thorax, on ne trouve que des adhérences complètes des deux poumons avec congestion hypostatique de leurs bases.

La paroi abdominale présente quelques ecchymoses ; l'estomac renferme des grumeaux de sang noir coagulé.

Le 19, M. Roux inocule par trépanation plusieurs lapins avec le bulbe de H... ; tous deviennent enragés au bout de dix-huit jours. Cette période d'incubation est bien celle qu'on observe à la suite de l'inoculation du virus de la rage ordinaire, dite *rage des rues*. La rage due au virus de *passage élevé,* c'est-à-dire au virus qui a été inoculé successivement à un grand nombre de lapins, se déclare au contraire, comme l'a montré M. Pasteur, beaucoup plus tôt, en moyenne le septième jour.

II

A première vue, ces deux faits ne paraissent présenter rien de bien saillant. Ce sont deux cas de rage, comme on en trouve malheureusement trop dans la littérature professionnelle ; leur aspect et leur évolution sont conformes au tableau magistral et justement classique chez nous, donné par M. Brouardel dans le *Dictionnaire encyclopédique des sciences médicales*. En les analysant un peu minutieusement, on y trouve pourtant quelques points qui ne sont pas dénués d'intérêt et méritent, sinon une étude, au moins une mention particulière. En effet, on a peu ou point décrit :

1° Les spasmes vésicaux, causant des besoins fréquents d'uriner.

2° Les hémorrhagies de l'estomac et les taches ecchymotiques des téguments ;

3° Le prurit cutané.

Comme on l'a vu, les spasmes de la vessie constituaient un symptôme persistant et extrêmement pénible dans la première observation ; il est probable qu'il s'agissait d'un phénomène présentant un certain rapport avec les accidents d'excitation genésique observés souvent chez le chien et parfois chez l'homme dans le cours de la rage. Je crois qu'on peut les rattacher à l'irritation des parties de la moelle, dans lesquelles des physiologistes ont placé les centres génito et vésico-spinal (1).

On a mentionné rarement des vomissements analogues à ceux qui sont notés dans notre second fait. L'hémorrha-

---

(1) Ces spasmes de la vessie ressemblaient, jusqu'à un certain point, à ceux qu'on a observés dans l'empoisonnement par les cantharides, lequel donne lieu parfois à une « sorte de délire hydrophobique ; le moindre bruit, la lumière, un son de voix, provoquent d'horribles convulsions. Le corps se roidit, la pupille est dilatée, l'œil hagard et brillant. Le malade cherche à mordre. » TARDIEU (A.). *Étude médico-légale et clinique sur l'empoisonnement*. Paris, 1875, 2ᵉ édit., p. 1217.

gie fut assez marquée pour qu'on trouvât à l'autopsie des caillots noirs dans l'estomac. Dans un cas de rage anormal, bien connu et souvent cité (1), remontant à 1779, il y eut également des vomissements sanglants. Récemment, M. Gamaleia (2) en a rapporté un autre exemple. Il ne s'agit pas ici d'hémorrhagies tardives, dues à des efforts répétés de vomissement, mais d'hématémèses spontanées. Je n'insiste pas sur l'écume sanguinolente des lèvres présentée par le second malade. Il est difficile de dire d'où provenait le sang (3).

Ces hémorrhagies de la muqueuse gastrique ressemblent singulièrement à celles qu'on observe dans l'hystérie (4). On peut en dire autant des ecchymoses cutanées qui rappellent celles que Van Swieten a signalées le premier à la suite des attaques de haut mal.

Quant au prurit étendu, ne correspondant point à la cicatrice de la morsure, il n'a pas été signalé, que je sache, dans l'espèce humaine ; il paraît, au contraire, assez commun chez le chien. « Une forme qu'il est pénible d'observer, à cause des souffrances que paraît endu-

(1) *Histoire et mémoires de la Société Royale de médecine*. 1779, p. 168 et 169.

(2) Gamaleia (N.). Sur les lésions rabiques : *Annales de l'Institut Pasteur*, 1887, t. I, p. 165.

(3) Dans le *Rapport général sur les travaux du Conseil d'hygiène publique et de salubrité du département de la Seine*, de 1872 à 1877, p. 161, il est question d'un malade dont la bave filante était teinte par un peu de sang. La mention d'un fait semblable se trouve dans un rapport présenté au Conseil le 27 août 1885, par M. le docteur Lagneau. « Durant le trajet (pour se rendre à l'hôpital), une écume rouge sortait de la bouche du malade. »

(4) A. Ollivier. *De l'hématémèse non cataméniale d'origine hystérique. Études de pathologie et de clinique médicale*, 1887, p. 531.

rer le patient, dit M. Roux (1), est celle qui se traduit par des démangeaisons terribles. On voit les chiens se gratter sans cesse, se déchirer avec les dents et, si de la gueule ou des griffes ils ne peuvent atteindre le point où se fait sentir le prurit intolérable, ils se roulent et se frottent à leur cage anxieux et haletants. »

Si j'avais à tirer de ces faits une conclusion relative à la physiologie pathologique de la maladie, je dirais que la diffusion du virus rabique me paraît moins régulière, plus générale qu'on ne le croit communément. Ainsi, outre le cerveau, le bulbe et la moelle, elle peut envahir même les terminaisons des nerfs périphériques.

J'arrive maintenant à un point mieux connu et qui me paraît présenter une certaine importance sous le rapport de l'hygiène, au moins de l'hygiène professionnelle des médecins.

Il y a dix-huit ans, je suppléais M. le docteur Bucquoy, à l'hôpital Saint-Antoine. Un soir, on amène dans le service un jeune homme qui se plaignait de difficulté pour avaler, mais n'avait ni délire, ni hydrophobie, ni hyperesthésie. L'interne de garde songea, comme tout le monde y aurait songé, à une affection locale ; il explora la gorge par les procédés ordinaires et, ne découvrant rien, il introduisit le doigt pour s'assurer qu'il n'y avait pas quelque lésion profonde. Le lendemain, l'état s'était modifié et le diagnostic devenait facile ; l'interrogation nous permit de reconstituer l'histoire du cas et de savoir dans quelles conditions avait eu lieu la morsure. Je vois toujours la

(1) Roux (P.). *Les nouvelles acquisitions sur la rage*, thèse de doct. Paris, 1883, p. 38.

physionomie anxieuse et effarée de l'élève qui avait fait l'examen, lorsqu'il entendit porter le diagnostic : *rage confirmée*. Je le rassurai le mieux que je pus ; je lui affirmai, en appelant à mon secours la tradition et les auteurs, que la rage humaine n'est pas transmissible à l'homme ; la chose arriverait aujourd'hui que je procéderais de la même manière, mais j'avoue que ma conviction serait plus apparente que réelle.

Pourquoi, en effet, la salive de l'homme ne serait-elle pas virulente comme celle du chien ? On n'a jamais cité de cas de transmission directe, soit; mais le nombre des observations de morsures faites par des hommes est insignifiant. Le malade n'a pas de tendance à mordre ou, s'il en a, il prévient ceux qui l'entourent. Je crois qu'il faut, jusqu'à plus ample information, admettre que la salive humaine peut être virulente et que, dans les cas de rage ou au début des maladies à forme rabique, il est bon de prendre certaines précautions pour explorer le pharynx (1).

III

Il me paraît difficile, aujourd'hui surtout, de toucher la question de la rage sans parler de sa prophylaxie. La prophylaxie scientifique restera certainement comme une des plus merveilleuses conquêtes de la méthode expéri-

(1) M. Roux dit à propos des formes variées de la rage : « D'autres fois, la maladie éclate par des spasmes pharyngés presque continuels. Les efforts comme pour rejeter un corps étranger retenu dans la gorge sont énergiques et répétés. La respiration est haletante, les tentatives de déglutition sont désespérées et la mort vient brusquement terminer la scène. » Thèse citée, p. 39.

mentale au XIXe siècle; mais, malheureusement, nous ne pouvons guère nourrir l'espoir qu'elle suffira pour faire disparaître complètement la maladie, ni même pour réduire à zéro la mortalité. Les procédés thérapeutiques les plus rationnels, les plus sûrs, ne sont pas toujours applicables par suite de circonstances matérielles ou autres, et même, quand ils sont appliqués, ils peuvent avoir des insuccès que l'on constate sans les expliquer. Il faut donc malgré tout, chercher à prévenir les morsures. L'enfance fournit à la rage un nombre considérable de victimes. Voici ce que nous apprend la statistique à cet égard :

Sur 258 cas de rage relevés dans les *Recueils des travaux du Comité consultatif d'hygiène publique de France* (1), on en trouve :

Chez des enfants au-dessous de 5 ans   22
   —   de 5 à 15 ans   42
                      Total   64

Soit une proportion de $\frac{64}{258}$, c'est-à-dire près du quart.

La proportion fournie par les rapports généraux sur les travaux du Conseil d'hygiène et de salubrité du département de la Seine est encore plus élevée. Sur 59 cas de rage constatés de 1881 à 1886 inclusivement (2), il en a été observé :

(1) L'enquête sur les divers cas de rage observés en France a été commencée en 1851. Elle a été faite successivement par Tardieu, Bouley et M. Proust.

(2) Pour cette seconde statistique, je me suis servi du *Rapport* de M. Dujardin-Beaumetz *sur les cas de rage humaine qui se sont produits dans le département de la Seine pendant les années* 1881, 1882 *et* 1883. Je dois à l'obligeance de l'Administration la communication des rapports qui ont été lus au Conseil pendant les trois années suivantes.

Chez des enfants au-dessous de 5 ans   4

—   de 5 à quinze ans..   17

Total   21

Soit une proportion de $\frac{21}{59}$, c'est-à-dire environ le tiers.

Les statistiques précédentes montrent combien H. Bouley était dans le vrai lorsqu'il écrivait : « Le plus grand nombre de morsures correspond à l'âge de l'imprévoyance, de l'imprudence, de la faiblesse et surtout à l'âge des jeux et de la taquinerie. Bien des chiens sous le coup de la rage épargneraient des enfants auxquels ils sont familiers, s'ils n'étaient poussés à bout par des harcellements continuels auxquels les enfants se livrent d'autant plus volontiers que, ne reconnaissant pas dans le chien avec lequel ils jouent son humeur habituelle, ils sont déterminés par là à le harceler davantage » (1).

A ces remarques si fondées, M. Brouardel ajoute avec raison : « Cette si grande proportion d'enfants mordus s'explique par le nombre plus grand de chances qu'ils auront d'être atteints par des chiens errants dans les rues des villes ou des villages, où ces enfants se trouvent si communément réunis en groupes pour se livrer à leurs jeux » (2).

Si la rage est plus fréquente dans l'enfance qu'à un autre âge, c'est non seulement parce que les enfants, comme on vient de le voir, s'exposent plus aux morsures que les

(1) BOULEY (H.). *Recueil des travaux du Comité consultatif d'hygiène publique de France*, 1872, p. 433.

(2) BROUARDEL (P.). Article *Rage* du *Dictionnaire encyclopédique des sciences médicales*, 1874, 3ᵉ série, t. II, p. 199.

adultes, c'est aussi parce que, étant donnée l'exiguïté de
leur taille, ces morsures siégeant surtout à la face et aux
mains, présentent une étendue et une gravité particulières. Voilà les faits acquis.

Que faut-il donc faire pour prévenir de pareils malheurs ? Il y a longtemps que dans les écoles on guerroie
contre la cruauté envers les animaux, qu'on essaie d'a-
doucir des tendances souvent mauvaises par l'éducation
et le raisonnement ; mais ce que l'on n'obtient pas, ou du
moins ce qu'on obtient difficilement, c'est que l'affection
même des enfants pour les hôtes inférieurs du logis ne
soit ni trop familière, ni taquine à ses heures ; c'est qu'ils
résistent à la tentation de traiter un chien errant, d'aspect étrange, comme ils traiteraient à l'occasion un petit
bohémien chétif et peu avenant. « Cet âge est sans pitié. »
Tout ce qu'on peut faire par la persuasion, on l'a fait, il
faut procéder d'une autre manière et recourir aux mesures
que fournit la législation existante.

En 1880, on a promulgué en Allemagne une loi générale
sur la prophylaxie des maladies épizootiques et, depuis sa
mise en vigueur, le Ministre des affaires sanitaires,
M. Von Gossler, a déclaré en plein Parlement que le
nombre des cas de rage diminuait régulièrement et, qu'au
moins dans l'espèce humaine, la maladie disparaîtrait du
territoire de l'Empire dans un avenir rapproché de
nous (1). Ses données s'appuyaient sur le tableau suivant :

(1) ABREU (Eduardo). A Raiva. Lisboa, 1886, p. 8.

ANNÉES ADMINISTRATIVES DU 1ᵉʳ AVRIL AU 31 MARS	Chiens enragés MORTS	Chiens suspects MORTS	INDIVIDUS MORDUS MORTS
1880 — 1881	672	2.400	10
1881 — 1882	532	»	6
1882 — 1883	431	»	4
1883 — 1884	350	»	1
1884 — 1885	352	1.400	0

Ce ne sont pas là des chiffres à dédaigner. Doit-on, pour y arriver, promulguer des lois draconiennes, condamner l'espèce canine à la disparition, comme l'ont dit certains hygiénistes qui ont pris pour base de leur conception une pusillanimité plus inquiétante pour eux-mêmes que pour les chiens ? En aucune façon. L'application des lois et règlements de police n'implique pas la cruauté.

L'incurie qui peuple les villes d'Orient d'une multitude de chiens sauvages, exténués, amaigris à l'extrême, errant le jour et la nuit, *quærentes quem devorent*, cette incurie fataliste représente-t-elle donc l'idéal de la commisération et de la douceur ? Personne n'oserait le soutenir ; on peut sacrifier les chiens errants, on devrait même, comme je l'ai dit ailleurs (1), frapper d'une amende sérieuse ceux qui les abandonnent. Le propriétaire devrait toujours mettre à son chien le collier portant son nom et son adresse conformément aux ordonnances de police. Il serait ainsi facile d'éviter qu'il le laissât courir à l'a-

(1) Le *Chien et les kystes hydatiques du foie chez l'homme*, communication faite à l'Académie de médecine, le 21 juin 1887 et *Union médicale*, 1887, p. 73.

venture ; il suffirait de multiplier les amendes. Dans les affaires sanitaires, il ne peut être question d'excès d'autorité ; lorsque le résultat est une diminution d'accidents terribles, on peut dire : la fin justifie les moyens.

Avant d'aller plus loin, il me paraît bon d'indiquer une mesure, ou plutôt une série de mesures, qui ne sont nullement en contradiction avec les ordonnances existantes. Dans son rapport sur la rage, publié en 1882, M. Dujardin-Beaumetz (1) a donné une bonne classification des chiens errants. Les uns n'ont pas de maître, les autres appartiennent aux boutiquiers et, comme ils ont droit de cité dans un quartier, ils errent en toute sécurité dans un rayon souvent étendu. Pour ces espèces, la police est facile; on saisit les premiers et on les débarrasse le plus doucement possible du fardeau de l'existence ; on saisit les seconds qu'on traite avec ménagement ; ce serait une mesure déplorable de les détruire. Les propriétaires les remplaceraient et leurs successeurs parcourraient les rues comme eux ; il vaut beaucoup mieux les faire reconduire à domicile par un agent qui dressera procès-verbal. Les intéressés eussent été peu touchés par des considérations de statistique générale ou d'humanité, ils le seront beaucoup plus lorsqu'ils devront payer une amende, même minime.

Mais on ne peut considérer comme chiens errants tous ceux qui parcourent nos rues. Les voituriers, les blan-

---

(1) *Rapport sur les mesures qu'il conviendrait de prendre pour empêcher et prévenir la propagation de la rage,* 1882, p. 6.

Consulter aussi : ALEXANDRE (A.). *Rapport sur les maladies contagieuses des animaux, observées en 1884 dans le département de la Seine.* Paris, 1885, p. 5 et suivantes.

chisseurs, les brasseurs, etc., emmènent avec eux des chiens de garde afin que leur attelage ne change pas de maître pendant les courts instants où ils entrent chez un client. Peut-on mettre en suspicion de pauvres bêtes qui sont, en réalité, d'intelligents auxiliaires de la police ? Personne n'y songera. Malheureusement, ces animaux peuvent être dangereux, ils sont très exposés à la rage ; les enfants s'en approchent et les taquinent. Ne pourrait-on pas donner aux agents des instructions destinées à éviter cela, leur recommander d'éloigner les enfants des chiens ? Ils ne doivent s'en approcher ni dans un but ni dans un autre ; s'ils résistent. la loi Grammont permet de leur dresser des contraventions. Des instructions données dans les écoles leur serviraient d'avertissement; je suis persuadé qu'il serait parfaitement inutile d'en venir à des mesures de rigueur ; le seul aspect d'un agent suffirait pour faire fuir un groupe d'enfants lutinant un chien, s'ils savaient à l'avance qu'ils sont en défaut.

J'arrive aux conclusions :

1° La fréquence de la rage dans l'enfance est assez grande pour qu'il soit indispensable de prendre des mesures prophylactiques très sévères.

2° Parmi ces mesures. les unes touchent à la prévention générale de la maladie. Elles me paraissent toutes se rattacher à l'application rigoureuse du décret du 22 juin 1882;

3° Les autres doivent viser plus particulièrement le jeune âge ; elles consistent :

a. — En instructions données dans les écoles, instructions par lesquelles on défendra aux enfants, sous peine de répression, de taquiner n'importe quel chien dans la rue ou de jouer avec lui.

b. — En instructions recommandant aux agents d'exercer une surveillance attentive à cet égard et leur rappelant les dispositions réglementaires en vertu desquelles ils peuvent dresser des procès-verbaux en cas de résistance;

4° Il serait nécessaire de porter, par voie d'affichage ou autre, à la connaissance du public, les mesures prises, en indiquant brièvement les raisons qui les ont inspirées,

IV

Dans les six mois qui ont suivi l'époque à laquelle je présentai ce rapport au Conseil d'hygiène, des faits nouveaux malheureusement trop probants sont venus démontrer la justesse des considérations qu'il renferme sur les familiarités inconsidérées des enfants avec les animaux. Ainsi de ces faits, au nombre de cinq, l'un (obs. IV) est relatif à un garçon de 14 ans qui taquinait en pleine foule un gros chien qui le mordit et ne mordit que lui; dans un autres cas (obs. III) une petite fille de 3 ans est mordue en jouant avec des chiens chez un restaurateur de la banlieue; enfin dans l'observation VII le petit garçon qui en fut le sujet caressait un chat recueilli la veille par un marchand de vin sur la voie publique. Je donne ici ces cas et les considérations dont j'ai cru devoir les faire suivre, lorsque j'ai eu l'occasion d'adresser à leur propos des rapports au Conseil d'hygiène.

Obs. III (1). — Le 9 juillet dernier, l'enfant S..., Geor-

____

(1) Cette observation a été lue au Conseil dans la séance du 10 août 1887.

gette, âgée de cinq ans, descendait en courant l'escalier
de son habitation ; elle heurta un chien qui lui sauta
au visage et la mordit au-dessous de l'œil gauche, à la
limite de la paupière et de la joue. La plaie était très petite et, au dire de la mère, il n'en sortit que quelques
gouttelettes de sang. Le père de l'enfant accourut, ter-
rassa le chien et le tua en le projetant violemment contre
le sol.

Inquiet de l'aspect qu'avait cet animal, il porta le corps
chez un vétérinaire qui lui donna le conseil d'aller chez
le commissaire. Ce magistrat, ajouta-t-il, une fois l'examen cadavérique pratiqué, délivrera, s'il y a lieu, un certificat pour conduire l'enfant à l'Institut Pasteur.

Le corps du chien fut déposé au commissariat de la rue
Pradier et envoyé à Alfort. On ne découvrit, paraît-il, à
l'autopsie, rien qui pût faire supposer qu'il s'agissait d'un
cas de rage. Rassurés par ce renseignement, les malheu-
reux parents ne montrèrent leur enfant à aucun médecin. La plaie ne fut même pas cautérisée.

Il ne survint rien de particulier jusqu'au 20 juillet,
c'est-à-dire pendant les onze premiers jours qui suivirent
la morsure ; mais, à partir de ce jour, au dire de la mère,
l'enfant commença à montrer de la tristesse, son appétit
diminua et son sommeil devint moins calme.

Le 31, après avoir joué plusieurs heures avec ses petites camarades, elle rentre chez ses parents les yeux hagards et se plaignant d'une grande lassitude. On la couche. Pendant son sommeil, elle a des rêves effrayants et
parle à haute voix de voleurs qui veulent forcer la
porte..., etc. Les trois jours suivants, elle reste à la maison, inquiète et agitée, ayant perdu l'appétit, mais se

plaignant d'une soif assez vive. Elle boit même avec plaisir un peu de vin et de café.

Le 5 août, les phénomènes s'accentuent : l'enfant refuse toute boisson et tout aliment. On la porte rue d'Ulm, mais M. Roux, constatant chez elle tous les signes de la rage (*hydrophobie, aérophobie, etc.*), renonce à toutes les inoculations et nous l'adresse à l'hôpital des Enfants-Malades.

A son entrée (vers midi), l'interne de service, M. Gibotteau, constate les symptômes suivants : le visage exprime l'épouvante, le regard est fixe, les yeux brillants, les pupilles moyennement dilatées ; les narines sont un peu suintantes ; il n'y a pas d'écume à la bouche, pas de sputation.

La petite malade répond couramment aux questions qu'on lui pose. Elle n'a pas peur des assistants, excepté quand ils l'approchent de trop près et que leur haleine arrive jusqu'à elle. Quelqu'un lui ayant soufflé au visage, elle se redresse et a un accès de fureur qui dure plusieurs minutes. Sa respiration est suspirieuse, sa voix brève, non saccadée, entrecoupée par les soupirs. Elle accepte de boire de l'eau et du vin et, bien que la vue de la cuillère lui cause une certaine émotion, elle avale à plusieurs reprises le liquide qu'on lui présente. Le pouls est à 120 pulsations régulières. Il n'y a pas de pause respiratoire ni d'accélérations momentanées.

L'agitation est si grande que l'on est obligé de fixer la malade dans son lit. Elle se calme cependant un peu sous l'influence d'un lavement de 2 grammes de chloral.

A 5 heures, nouvel accès ; l'enfant parvient à se dégager de ses liens, elle court dans la chambre et, dans un paroxysme de fureur, lance ses bottines à la figure des personnes qui veulent la contenir.

A 6 heures, crise encore plus violente. Après bien des efforts on parvient à la calmer et à lui faire avaler, en un assez court espace de temps, 4 grammes de chloral. A plusieurs reprises elle demande le bassin, mais ne rend aucune urine. Il est impossible de prendre sa température, car la vue du thermomètre l'impressionne trop péniblement.

A 7 heures, elle finit par s'endormir sous l'influence du chloral, dont elle avait absorbé déjà près de 6 grammes, mais son sommeil est très agité. Deux heures après elle est reprise d'une crise d'excitation extrêmement violente qui se prolonge jusqu'à 11 heures. Elle demande de nouveau le bassin et, cette fois, rend un peu d'urine ; malheureusement, cette urine fut jetée par l'inadvertance d'une infirmière. A ce moment, elle présente aux lèvres de l'écume sanguinolente. En outre, on constate qu'elle est comme clouée sur son lit, tressaillant de temps en temps, mais incapable de se soulever.

Vers 1 heure du matin, elle pousse deux ou trois cris comparables à des aboiements, essaie de se dresser, puis retombe inerte. Elle était morte.

L'autopsie est faite dix heures après la mort. Rigidité cadavérique très prononcée.

Injection intense des méninges et de la substance cérébrale (écorce et noyau).

La moelle est congestionnée, mais ne présente aucune trace de ramollissement. Le bulbe est remis à M. Charrin pour être inoculé, à l'Institut Pasteur (1).

(1) L'inoculation fut faite le 10 août à deux lapins : seize jours plus tard ces animaux présentaient tous les symptômes de la rage.

Le cœur est contracté ; il existe cependant dans les deux ventricules, surtout le droit, une certaine quantité de sang liquide, noir et poisseux.

Congestion très prononcée du poumon, du foie, de la rate et des reins. Rien de particulier dans l'estomac et l'intestin.

Ce fait ressemble à ceux que j'ai déjà rapportés. Toutefois, notons que les spasmes du pharynx furent moins accusés qu'ils ne le sont souvent. Dans ce cas encore il y a eu, comme dans l'un des précédents, des spasmes vésicaux amenant des besoins fréquents d'uriner, et une écume sanguinolente aux lèvres, enfin dans les derniers instants sont apparus des phénomènes paralytiques.

Obs. IV (1). — R... (Eugène), âgé de quatorze ans, apprenti feuillagiste, est apporté le 17 septembre dernier, salle St-Augustin, n° 7, à l'hôpital Lariboisière, service du docteur Gougenheim, suppléé par M. de Beurmann. Au dire de son père, cet enfant aurait été mordu trois semaines auparavant par un chien du voisinage. Il n'aurait ressenti aucun trouble jusqu'au 16 septembre.

Le 17, il se réveilla avec un violent mal de tête et de la douleur à la gorge. A 10 heures, il se rendit à la consultation de l'hôpital où le médecin, croyant avoir affaire à une angine, prescrivit un vomitif.

Dans la soirée, il devint agité, fut pris de délire et

____

(1) Cette observation a été rédigée d'après les notes qui m'ont été communiquées par M. Robert Leudet, interne du service et celles que j'ai recueillies moi-même. Elle a été lue au Conseil dans la séance du 28 octobre 1887.

même voulut une fois mordre son père. Celui-ci, impuis-
sant à maîtriser son fils, le fit transporter à Lariboisière
vers 2 heures du matin.

M. Leudet voit le malade pour la première fois à
8 heures 1/2 et constate chez lui les phénomènes d'une
asphyxie commençante. Il n'y a pas encore de sputation,
mais l'hyperesthésie sensorielle est déjà notable : il existe
de la photophobie, le malade couvre ses yeux avec ses
bras ; si quelqu'un lui touche le dos sans l'avertir, il tres-
saute et se retourne brusquement. Par contre, il ne manifeste aucune douleur quand la peau est fortement pin-
cée. Il présente un certain degré de délire et raconte
qu'il a été, la nuit dernière, frappé à coups de poing et
de couteau par des gens qui l'ont ligoté et amené à
l'hôpital.

La soif est vive, la langue sèche, la déglutition difficile.
Au moment où le malade essaie de boire, il fait de grands
efforts de régurgitation ; cependant il finit par avaler.

L'examen du cœur ne révèle rien de particulier, mais
la respiration est gênée et on entend de nombreux râles
sibilants des deux côtés. 45 respirations par minute. Les
urines sont claires, elles ne renferment pas de sucre mais
sont très albumineuses. La miction est normale.

Traitement : lavement avec 2 grammes de chloral ; injection sous-cutanée de chlorhydrate de morphine.

1 heure de l'après-midi. — L'enfant s'inquiète beaucoup de son état. On a malencontreusement prononcé le
mot *rage* autour de lui.

La sputation commence à s'établir d'une façon très
marquée. Les boissons passent encore, mais avec plus de
difficulté. La vue d'un verre contenant de la tisane, celle

d'un objet brillant quelconque, provoquent de violents spasmes du pharynx.

Le lavement de chloral n'a produit aucun effet.

4 heures 1/2. — L'agitation a disparu actuellement ; décubitus dorsal, membres dans l'extension, raidis ; ex-. trémités et face violacées, froides.

Le malade ne crache plus ; râles trachéaux, pupilles très contractées, conjonctives injectées. Pas d'incontinence des urines ni des matières fécales. Semi-coma.

Cet état persiste jusqu'au moment de la mort qui a lieu à 9 heures du soir.

Autopsie faite le 19 septembre, vingt-six heures après la mort.

Coloration verdâtre de l'abdomen et des parties déclives. Pas de cicatrices apparentes.

Le cerveau est le siège d'une congestion intense. A la coupe, piqueté hémorrhagique. Rien dans les ventricules.

Le bulbe et la protubérance furent portés à l'Institut Pasteur où l'on fit à plusieurs lapins des inoculations dans la chambre antérieure de l'œil.

Vingt jours plus tard, ces animaux présentaient tous les symptômes de la rage.

Rien dans les plèvres ; mucosités spumeuses dans la trachée ; congestion diffuse des deux poumons. Cœur normal. Hyperhémie considérable du foie, de la rate et des reins.

Les premiers renseignements qui m'avaient été fournis n'expliquaient que d'une manière très incomplète le développement de la rage dans ce cas.

Le 30 août dernier, le jeune R... s'était amusé, en rentrant de son travail, à taquiner un gros chien du voisinage. Il lui donnait un morceau de sucre puis le lui retirait de la gueule. Lorsque ce manège eut été répété plusieurs fois, l'animal, qui semblait cependant d'humeur assez débonnaire, devint furieux et mordit l'enfant à la cuisse. Celui-ci se garda bien de rien dire à son père qui n'eut connaissance du fait que quinze jours plus tard. La rage se serait développée dans ces conditions que nous n'aurions pas lieu de nous étonner, la période d'incubation pouvant être encore plus courte, mais l'accident n'a été absolument pour rien dans l'évolution de la maladie. En effet, *le chien est toujours vivant*, il n'a jamais présenté aucun phénomène suspect.

J'ai poussé alors plus loin mon enquête, et voici ce que j'ai appris.

L'enfant avait la déplorable habitude de taquiner tous les chiens qu'il rencontrait; il avait même été plusieurs fois assez vertement interpellé à ce sujet par les voisins.

Dans la soirée du 13 juillet dernier, au moment où de nombreuses baraques foraines se trouvaient sur le boulevard de la Villette, il s'en était pris à *un gros chien fauve* qui l'avait mordu au nez. Il ne dit point à sa famille l'origine de la petite plaie qu'il avait et déclara seulement qu'il était tombé.

Des personnes, témoins du fait, n'y ont songé qu'après la mort de l'enfant. Le chien, qui n'était pas connu dans le quartier, disparut dans la foule, et on n'a jamais su ce qu'il était devenu.

Un autre point, sur lequel il me paraît bon d'appeler l'attention, c'est que l'enfant, pris le 16 septembre de mal de gorge et de céphalalgie, se rendit presque aussitôt à la consultation de l'hôpital Lariboisière. On songea, comme il était bien naturel, à une angine simple, consécutive à un refroidissement, et on prescrivit un vomitif. Il est difficile d'envisager sans effroi l'éventualité d'explorations digitales répétées de la cavité pharyngienne dans de pareilles circonstances.

Ce fait me paraît venir à l'appui de l'opinion que je soutenais dans un rapport précédent, relativement à la nécessité de dresser des contraventions aux enfants qui lutinent les chiens sur la voie publique. Il est probable que si cette mesure eût été prise, il y a quelques années, à l'égard du jeune R..., il n'aurait pas contracté l'habitude qui a eu pour lui de si funestes conséquences.

Je n'ose espérer qu'on puisse voir du jour au lendemain les bons effets des mesures que je propose ; il est cependant permis de prévoir qu'on réduirait dans de fortes proportions le nombre des morsures et, par suite, celui des cas de rage.

A Paris, les chiens furieux, agressifs, attaquant les personnes, sont presque une rareté, on peut même dire qu'ils sont relativement moins dangereux que les autres, parce qu'ils sont abattus très vite. Le fait précédent montre que le 13 juillet un chien enragé s'est promené en pleine foule et qu'il n'aurait, selon toute probabilité, produit aucun accident si on l'eût laissé tranquille.

J'ai employé dans mon rapport l'expression *caresser*, je n'y tiens pas outre mesure ; cependant, je ne verrais aucun inconvénient à ce que les agents déployassent un excès de zèle dans l'espèce ; la caresse de l'enfant est presque toujours le début de la taquinerie. S'il est chez lui, dans la cour de sa maison, la chose n'a pas d'inconvénient ; il connaît le chien auquel il s'adresse, et souvent les personnes du voisinage interviendront pour éviter que le jeu soit poussé au point de rendre l'animal furieux. Dans la rue, c'est une autre affaire ; je me suis suffisamment expliqué à cet égard pour qu'il me paraisse inutile d'y revenir. Je m'en tiens à l'opinion exprimée antérieurement ; l'examen des faits connus jusqu'à ce jour, et la raison même d'humanité, me paraissent exiger qu'on donne des instructions précises et rigoureuses aux agents (1).

Obs. V (2). — Le 21 novembre on amena dans mon service, à l'hôpital des Enfants-Malades, une enfant de 3 ans, Than, Berthe, qui présentait tous les symptômes de la rage.

(1) Après la lecture de ce rapport, M. le docteur Ollivier a soumis à l'approbation du Conseil l'avis suivant qu'il lui paraît utile de publier pour prévenir la rage chez les enfants et qui a été approuvé dans la séance du 28 octobre 1887.

AVIS

1° Il est très important d'empêcher les enfants de taquiner et de maltraiter les chiens et les chats.

2° Les mauvais traitements, dangereux surtout parce qu'ils excitent les animaux et exposent aux morsures, sont passibles de contraventions en vertu de la loi du 2 juillet 1850 pour la protection des animaux domestiques.

3° Les parents, civilement responsables des actes de leurs enfants, sont prévenus que des instructions spéciales sont adressées aux agents pour qu'ils surveillent l'application rigoureuse de cette loi.

4° Il est expressément recommandé, lorsqu'un enfant aura été mordu par un chien errant, de porter le fait à la connaissance du commissaire de police, qui prendra les mesures nécessaires (enquête sur l'animal, examen de celui-ci au point de vue de la rage, invitation aux parents de conduire l'enfant mordu à l'Institut Pasteur).

(2) Lue au Conseil dans la séance du 23 décembre 1887.

Voici les renseignements que j'ai pu recueillir sur cette enfant :

Le 13 octobre dernier (5 semaines avant son admission), les parents étaient allés passer le dimanche à la Varenne. Ils déjeunaient dans un restaurant dont le propriétaire avait deux chiens, un terre-neuve et un boule-dogue.

L'enfant jouait avec le *terre-neuve*, lorsque l'autre chien survint, se jeta sur elle et lui fit une blessure au-dessous de la paupière inférieure du côté droit. De quelle manière ? Il est impossible de le savoir. Les uns disent avec la patte, les autres avec la gueule. Le restaurateur prétendit que son chien n'était pas malade, « il cherchait bien à mordre, il est vrai, depuis deux jours, mais la raison en était qu'il avait été agacé par quelques clients ».

La plaie saigna suffisamment pour qu'on fût obligé de conduire l'enfant chez un pharmacien ; celui-ci déclara que la blessure n'avait aucune gravité et qu'il était parfaitement inutile d'aller à l'Institut Pasteur. Pour tout traitement, il se contenta d'appliquer des compresses d'eau blanche.

Et cependant, parmi les renseignements qui m'ont été fournis, je relève un fait assez bizarre : le propriétaire du chien le fit tuer le soir même. N'est-il pas singulier qu'il ait songé à se débarrasser d'un animal domestique bien portant, par ce seul fait qu'il avait causé un accident jugé insignifiant ?

Avant la fin de la semaine la plaie était cicatrisée et il n'en restait plus trace au moment de l'admission.

L'enfant alla très bien jusqu'au 20 novembre. Ce jour-là, au repas de midi, elle se plaignit de malaise, de mal de tête et refusa de prendre aucun aliment solide ou liquide.

Elle ne paraissait pas souffrir au niveau de la cicatrice.
L'agitation commença vers trois heures de l'après-midi
et ne fit qu'augmenter depuis ce temps. La répulsion des
boissons était telle que la petite malade ne put prendre
une goutte de liquide depuis l'apparition des premiers symptômes jusqu'à son entrée à l'hôpital. A ce moment, la
vue des liquides, des objets brillants provoque les accidents bien connus. Pas de crachotements ni de tentatives
pour mordre. L'enfant appelle sa grand'mère qui est
venue la conduire à l'hôpital. Pas d'exagération de la
sensibilité cutanée, les sons et les bruits sont bien sup-
portés ; pas de troubles de la motilité. Ce qu'il y eut de
plus frappant dans ce cas, ce fut une anxiété constante,
qui se réflétait sur les traits. Pas d'accès d'oppression ni
de spasmes pharyngés, rien d'anormal dans la gorge, voix
brève, saccadée, émission involontaire d'urine. Traitement : lavement avec 1 gr. de chloral.

Midi et demi. L'agitation est encore plus prononcée,
mais il y a des intervalles de calme. Les émissions d'urine
sont beaucoup plus fréquentes. Les accès se succèdent de
quart d'heure en quart d'heure.

Trois heures. Le mot chien prononcé à côté de l'enfant,
l'épouvante et lui fait pousser des cris. Les périodes de
calme sont courtes et les crises violentes.

Quatre heures. Hallucinations très nettes. Elle a peur
de tomber dans un grand trou qu'elle voit au fond de la
chambre ; elle croit par instants apercevoir un petit chien
avec lequel elle veut jouer. Hoquet ; fréquents crache-
ments. Elle demande à manger, mais la seule vue des aliments provoque ou exagère les cris. Pas de contractures
ni de paralysie.

Quatre heures et demie. Impossibilité de constater l'état des réflexes (agitation ou résistance). A travers les mots incohérents qu'elle prononce, on distingue parfois des réflexions étonnamment judicieuses pour une enfant si jeune. Toujours la même répugnance pour les aliments sans plus de spasmes pharyngés.

Cinq heures. Les hallucinations continuent. Elle déclare voir une bête noire dans son lit. Miction volontaire : on recueille une petite quantité d'urine trouble, épaisse, laissant déposer un sédiment blanchâtre qui disparaît par l'action de la chaleur.

Six heures. La parole est entrecoupée, les crachotements augmentent, salive plus abondante, mousseuse. (2ᵉ lavement de chloral.)

Sept heures. Indépendamment des symptômes précédents, il est survenu un nasonnement de la voix, comparable à celui de la paralysie diphtéritique du voile du palais.

A sept heures et demie, coma et mort à huit heures vingt.

L'autopsie est faite 14 heures après la mort.

Congestion intense des centres nerveux, pas de ramollissement ni d'hémorrhagies interstitielles ou sous-méningées.

Poumons : congestion bilatérale et très prononcée.

Cœur : pas de caillots.

Foie : congestion extrême.

Rien dans les autres organes.

Le bulbe fut inoculé à des lapins au laboratoire de M. Pasteur par M. le Dʳ Roux. Les animaux furent pris de rage 14 jours plus tard.

Que pouvons-nous relever dans cette observation ?

Que l'enfant est morte à la suite d'une blessure légère faite par un animal dont la rage ne s'était pas manifestée jusque-là par des symptômes suffisamment violents pour qu'on songeât même à le surveiller ; que la plaie était peu étendue, mais siégeait au visage.

Ainsi, depuis le commencement de 1887, cela fait 5 cas mortels de rage observés chez des enfants et dans un seul hôpital. Un de ces enfants (le cas actuel) a été attaqué spontanément par l'animal enragé ; presque tous ont été blessés près de chez eux, par des chiens qu'ils ne connaissaient pas, qu'ils taquinaient ou avec lesquels ils jouaient. Cette circonstance me paraît venir à l'appui d'une idée que j'émettais dans un précédent rapport; c'est-à-dire que toutes les mesures employées pour éloigner les enfants des chiens errants ou simplement inconnus sont légitimes et rationnelles. Si on veut éviter que des malheurs semblables à ceux dont j'ai eu à entretenir le Conseil ne se renouvellent, il faut considérer même les jeux et les caresses comme des mauvais traitements et dresser des procès-verbaux.

La population les recevra peut-être de mauvaise humeur au début; mais prévenue et éclairée par l'avis adopté, elle finira par comprendre les motifs qui ont guidé l'administration; de telle sorte que dans un avenir prochain, il faut l'espérer, les pères et mères de famille seront ses plus utiles auxiliaires.

Obs. VI (1). — Lérat, âgé de 15 ans, était en appren-

____

(1) Lue au Conseil dans la séance du 6 janvier 1888.

tissage chez un orfèvre. Le 27 octobre, son patron l'envoya faire une commission. Arrivé à destination, il passait sous une voûte, lorsqu'un gros terre-neuve, descendant un escalier se jeta brusquement sur lui, et lui fit une morsure à la paupière supérieure (1). La plaie saigna beaucoup et fut aussitôt lavée par un pharmacien du voisinage. Celui-ci donna le conseil de transporter l'enfant à l'hôpital St-Louis. Là, on considéra probablement la plaie comme peu importante, puisque, lorsqu'elle fut cicatrisée (au bout de huit jours), on renvoya le petit malade sans lui donner le conseil d'aller à l'Institut Pasteur.

Le chien appartenait à un ouvrier qui ne le laissait errer dans la rue que trois fois par jour et peu de temps chaque fois.

Le commissaire de police du quartier, averti aussitôt après l'accident, fit soumettre le chien à l'examen d'un vétérinaire. Ce dernier déclara que l'animal n'était pas malade. En conséquence on le mit en liberté. Le propriétaire le garda 2 ou 3 jours, puis, sous prétexte de le punir du mal qu'il avait fait, il l'abattit. Il ne serait pas difficile, je pense, de trouver un autre motif à cette exécution.

A peine rentré chez lui, l'enfant reprend son travail habituel et sa santé ne laisse absolument rien à désirer jusqu'au 15 décembre. Ce jour-là, il commence à se plaindre de céphalalgie et à éprouver du dégoût pour les aliments.

Le 18, il veut aller encore à l'atelier, mais vers 10 heures du matin, il est obligé de rentrer chez ses parents : il accuse un mal de tête encore plus violent. Un premier

(1) Il m'a été impossible de savoir si l'enfant avait taquiné le chien ; cela me paraît probable car l'animal, qui est resté en liberté pendant deux ou trois jours, n'a attaqué personne pendant ce laps de temps.

médecin, non averti du fait de la morsure, diagnostique un simple embarras gastrique.

Le 19, les phénomènes s'accentuent ; l'enfant éprouve beaucoup de peine pour avaler ; au milieu de la journée, on parvient, cependant, à lui faire avaler une petite dose d'huile de ricin, mais qu'il ne tarde pas à rejeter par le vomissement. Peu de temps après, il est pris d'agitation et de spasmes du pharynx.

Le 20, ces spasmes deviennent plus fréquents ; il s'y ajoute des accès de suffocation, l'aérophobie, l'horreur des liquides, la sputation, phénomènes habituels de la rage.

La mort survient dans un accès de suffocation, vers 1 heure du matin.

Il est très probable que le pauvre enfant a succombé à la rage, mais il est à regretter qu'on n'ait pas fait l'autopsie ni pratiqué les inoculations qui eussent confirmé le diagnostic.

Cet accident met en relief deux faits :

1° L'insuffisance de l'enquête du commissaire de police, qui aurait dû faire surveiller, sinon abattre, le chien malgré l'avis négatif du vétérinaire ;

2° La hâte du propriétaire du chien à abattre celui-ci pour se soustraire aux responsabilités.

Signaler ces faits, c'est évidemment indiquer les mesures à prendre pour en éviter le renouvellement.

Obs. VII (1). — Dixmier, Gaston, âgé de 6 ans, entré le

(1) Cette observation a été recueillie avec un soin très grand par M. Luzet, interne du service. Elle a été lue au Conseil dans la séance du 23 mars 1888.

10 février 1888, salle Sainte-Elisabeth, à l'hôpital des Enfants-Malades.

Né de parents bien portants, cet enfant jouissait lui-même d'une bonne santé habituelle. Il n'avait jamais fait de maladie grave.

Il fut mordu, il y a environ trois mois, *par un chat qu'il caressait. Ce chat qui était errant, avait été recueilli l'avant-veille* par un marchand de vin du voisinage. Le lendemain, sans avoir été excité, il égratigna une autre enfant, la petite fille du marchand de vin, ce que voyant, ce dernier s'empressa de s'en débarrasser en le jetant dans le canal Saint-Martin.

La morsure du petit malade intéressait le pouce gauche au niveau de l'ongle. Elle saigna abondamment, puis sa guérison se fit sans complication. Pendant les premiers temps on ne s'aperçut de rien d'anormal dans la santé de l'enfant, qui resta gai et joua comme d'habitude.

Il y a un mois, il commença à pâlir et le médecin qui le vit à ce moment ne constata aucun symptôme permettant de porter un diagnostic.

Vers le commencement de février, il se plaignit de douleurs dans le côté gauche du thorax ; ces douleurs allèrent en augmentant.

Le 7 du même mois, au sortir de l'école, il accuse un malaise vague et éprouve de la difficulté à avaler. Dans la nuit il est un peu agité.

Le 8, il commence à refuser tout aliment même solide.

Le 9, un médecin qui le voit ce jour-là porte le diagnostic : rage et fait conduire l'enfant à l'Institut Pasteur, où il arrive à 4 heures et demie du soir. De là il est dirigé sur l'hôpital où il arrive à 6 heures.

Ajoutons que dans la matinée il a eu des hallucinations, dans lesquelles il croyait voir un chat s'élancer sur lui.

Le jour de son entrée (le 9 février à 9 h. 1/2 s.) nous le trouvons dans l'état suivant : yeux hagards, fixité du regard, pupilles dilatées, cette dilatation est plus considérable qu'au moment de son entrée. Visage pâle.

L'enfant se tient de préférence couché sur le côté, tourné vers la lumière et se plaint spontanément de douleurs dans la tête et le côté gauche du thorax.

Il est doux et docile.

Le pouce gauche n'est douloureux ni spontanément, ni à la pression. On ne voit pas la trace de la morsure.

Mais au niveau du grand pectoral, dans le 2ᵉ ou 3ᵉ espace intercostal, un peu au-dessus du mamelon gauche, il accuse spontanément une douleur sourde fixe, sans exacerbations spontanées, que la pression exagère beaucoup. Pas de douleur sur le trajet du radial, ni d'aucun des autres nerfs du membre supérieur du côté de la lésion.

Nulle part il n'existe de contractures spontanées, pas de convulsion. La percussion des extenseurs des doigts détermine une contracture idio-musculaire un peu plus prononcée à gauche qu'à droite. Nœud bicipital. Pas de mouvements réflexes ni rotulien, ni olécrânien, ni carpien. Réflexe plantaire plutôt exagéré que diminué.

Phénomène du pied peu accentué. Il se produit à gauche après plusieurs tentatives ; il est impossible de le produire à droite.

Pas d'hyperesthésie du toucher.

Pas d'hyperacousie.

Hyperesthésie olfactive. L'enfant se détourne d'un linge imprégné d'éther.

La lumière vive le gêne un peu, cependant il se tourne de préférence vers la lampe, semblant s'intéresser à ce qui se passe dans la pièce. Les objets brillants, une glace par exemple, ne provoquent pas de spasmes, mais il s'en détourne avec répulsion.

Aérophobie extrêmement prononcée, déterminant des spasmes pharyngiens avec raideur de la nuque.

Hydrophobie très nette. La vue des liquides impressionne péniblement le petit malade et provoque des spasmes. La vue des aliments solides lui est moins désagréable ; mais il se refuse absolument à essayer d'en avaler.

Pas d'érection.

Il urine spontanément et consciemment à 10 h. s. environ 100 grammes d'urine limpide modérément colorée. Sans sucre, ni albumine. Enéorème abondant par refroidissement.

Pas de salivation. Langue humide recouverte d'un enduit épithélial modéré. Il ne semble pas avoir de contracture permanente du pharynx. Ventre souple.

Respiration régulière, 36 par minute.

Pas d'irrégularités cardiaques, 76 puls. p. m.

La température n'a pu être prise. La vue seule du thermomètre provoque des spasmes et de la répulsion.

Lavement avec 2 grammes de chloral.

10 février, *minuit*. Second lavement avec 2 gr. de chloral. L'enfant se prête assez bien à l'administration du lavement. Son intelligence est nette ; pas de sommeil.

L'enfant préfère que la lampe reste allumée ; cependant

nous le laissons une minute dans l'obscurité **sans provo-**
quer de terreur.

Pouls lent, 80 p. m., régulier, mais facilement influencé
par la respiration, qui est un peu suspirieuse.

2 h. matin. Même état. Pouls plus rapide, 120, régulier.
Respiration normale. Peau chaude un peu moite. Injection de 0,01 centigr. de pilocarpine. Le contact de l'air
froid au moment où on le découvre provoque des spasmes.

2 h. 1/2. Troisième lavement avec 2 gr. de chloral. La
garde nous dit qu'il a uriné dans son lit. Un peu de sueur,
pas de salivation. Pas de sommeil.

Il a donc pris dans la nuit 6 gr. de chloral.

A la visite du matin, même état régulier du pouls et
de la respiration. Aérophobie vive. Il demande à aller
à la garde-robe et a une selle semi-liquide brunâtre. Il
refuse tout aliment.

2 h. soir. Taches rougeâtres mobiles, fugaces, sur le
visage, raie méningitique peu nette. Lavement de chloral.
Injection de 0,01 centigr. de pilocarpine, peu après sueurs ;
on réussit à lui faire cracher dans un verre environ 2 cmc.
de salive.

4 h. s. Spasmes fréquents, spontanés. Répulsion pour
les aliments, pour les objets même non brillants. Hyperacousie très prononcée. Mais l'intelligence reste intacte.

6 h. s. Second lavement de chloral.

11 h. s. Il est calme. Réussit à manger un biscuit. Cette
action s'accompagne de spasmes du pharynx, qu'il vainct
en avalant rapidement le morceau porté à sa bouche. En
s'aidant d'une cuiller, il peut boire un peu de vin et de
bouillon, mais c'est avec difficulté. De la main droite il
porte à la hauteur de sa bouche la cuiller avec quelques

oscillations, puis précipitamment il introduit la cuiller et avale.

Les taches rouges, fugaces, sont encore plus marquées.

Température, 38°, 2. Pouls régulier, 120.

11 fév. 1 h. m. Lavement de chloral. Pupille puncti-forme, spasmes. Pouls 130. Il émet volontairement envi-ron 100 grammes d'urine.

5 h. m. Un autre lavement de chloral. Dans l'intervalle il a mangé de nouveau. Il est assoupi, demeure les yeux entr'ouverts. Pouls 150.

L'aérophobie persiste encore.

Il a pris dans les 24 heures environ 7 gr. de chloral.

6 h. s. Dans la journée il a pu avaler un peu de lait.

La douleur du côté gauche du thorax a diminué. Il sup-porte bien la pression à ce niveau. L'urine ne contient toujours ni albumine, ni sucre.

Un lavement avec 1 cuillerée de peptone.

Injection de pilocarpine 0,01 centigramme.

Dans la nuit 2 lavements avec 2 gr. de chloral dans chacun.

12 fév. A la visite du matin, il est un peu abattu, yeux excavés, visage marbré de rouge. Intelligence nette. Excitation assez grande. Abolition des réflexes cutané plantaire, rotulien et carpien. On obtient à droite et non à gauche la contraction idio-musculaire des extenseurs. Pas de paralysies.

Pas de nouvelle selle. A uriné au lit.

Température 39°,1.

Un lavement de chloral additionné de peptone dans la journée. Il prend un peu de lait, de bouillon et de vin. Une selle spontanée. Urine de la journée, 50 grammes.

Température le soir, 38°,6.

Malgré le chloral, un peu d'agitation pendant la nuit. Il se plaint d'une douleur dans le genou droit. Il urine encore volontairement.

13 fév. Il accuse ce matin la même douleur dans le genou droit et se plaint aussi du poignet. Pas de tuméfaction, ni de rougeur, pas de contracture, pas d'exagération à la pression. Même agitation. Aérophobie.

Il ne veut prendre aucune nourriture dans la journée. Deux lavements de chloral. Temp. s. 39°,8.

Dans la nuit. Deux autres lavements de chloral. Il laisse échapper son urine sous lui. Il mange un peu. La respiration devient suspirieuse, embarrassée, et il pousse des cris plaintifs. Envies fréquentes d'uriner, immédiatement suivies de mictions involontaires.

14 février. Respiration irrégulière. L'inspiration est forte, se fait la bouche ouverte, avec dilatation des narines ; à l'expiration, on entend de gros ronchus trachéaux à distance. A l'auscultation, râles ronflants disséminés dans toute l'étendue de la poitrine, sans noyaux de broncho-pneumonie.

Visage pâle, yeux excavés, inquiétudes, plaintes, Réflexe cutané plantaire conservé. Réflexe rotulien nul. Pas de paralysies.

Aérophobie très prononcée. Spasmes violents, spontanés et à l'occasion de l'insufflation de l'air sur son visage ou bien lorsqu'on le découvre.

Pouls très rapide, petit. T. m. 39°,9.

1 h. s. Lavement de chloral.

4 h. s. Même état. Pouls à peine perceptible, rapide. Malgré tout l'intelligence subsiste.

Puis les râles trachéaux augmentent d'intensité. Envies fréquentes d'uriner et issue involontaire de l'urine.

Mort à 1 heure du matin. La garde dit lui avoir entendu pousser des ricanements avant de mourir.

Autopsie faite le 15 février, 10 heures après la mort.

Congestion intense de la pie-mère, cérébrale, qui, au niveau de la convexité des lobes frontaux droit et gauche, présente deux plaques ecchymotiques plus larges qu'une pièce de cinq francs.

Sinus de la dure-mère gorgée de sang noir.

Liquide céphalo-rachidien abondant non teinté de sang.

Les ventricules cérébraux sont un peu dilatés.

Le cerveau présente à la coupe seulement un peu de piqueté.

Le bulbe est seulement le siège de congestion veineuse à la surface. A la coupe il y a seulement une coloration rouge de la substance grise. Il a été emporté à l'Institut Pasteur et des inoculations ont été immédiatement faites à plusieurs lapins. Ceux-ci présentèrent 15 jours après les symptômes de la rage.

Les nerfs du membre mordu paraissent sains. Il en est de même des nerfs thoraciques antérieurs.

Les poumons sont simplement congestionnés dans toute leur étendue. Sans noyaux de broncho-pneumonie. Tubercules ramollis du hile du poumon droit et des ganglions correspondants.

En somme cette observation ressemble à la plupart des cas de rage qui ont été publiés. L'incubation a été de trois mois, durée un peu longue qui tient probablement à l'éloignement des centres nerveux, de la porte d'entrée du virus rabique.

L'enfant entra à l'hôpital, avec tous les symptômes de la rage confirmée, et, fait rare, nous eûmes un moment l'espoir de le sauver. En général les enragés, les enfants surtout, succombent du deuxième au troisième jour ; celui-ci survécut de beaucoup à cette période puisqu'il résista toute une semaine. L'administration du chloral à dose élevée (6 gr. dans les 12 premières heures, 4 gr. les jours suivants), fut certainement pour beaucoup dans ce résultat. Au point de vue thérapeutique, c'est un fait à retenir ; on peut, il me semble, le rapprocher des succès qu'on a obtenus parfois avec la même médication dans des cas graves de tétanos. Enfin le critérium expérimental démontra qu'il s'agissait bien de la rage puisque les lapins inoculés en furent atteints.

Nous trouvons une fois de plus l'occasion d'exprimer le regret que l'éducation hygiénique de la population parisienne laisse tant à désirer par rapport à la rage. Un chat recueilli sur la voie publique mord un enfant, en égratigne un autre. On se dit que c'est une méchante bête et on la noie. On a raison de s'en débarrasser, mais il eût été préférable de le faire d'une autre manière et de porter le cadavre au laboratoire de M. Pasteur, où on eût fait des inoculations, et lorsqu'elles auraient eu donné des résultats positifs, il eût encore été temps d'appliquer à l'enfant mordu la méthode prophylactique. Or, comme la période d'incubation fut très longue, cette méthode eût, selon toute probabilité, prévenu l'explosion de la rage.

Cette fois encore le hasard a été pour une part dans l'accident, mais l'ignorance y a été également pour une autre.

LA FIÈVRE TYPHOIDE A PARIS

ET SA PROPHYLAXIE (1)

NOTIONS RELATIVES A LA GENÈSE ET A LA CONTAGION DE LA FIÈVRE TYPHOIDE. — LE BACILLE D'ÉBERTH. — CONTAMINATION DES EAUX POTABLES. — STATISTIQUES COMPARATIVES DE LA MORTALITÉ A PARIS, VIENNE ET MUNICH. — FAITS ADMINISTRATIFS RELATIFS A L'INFLUENCE DES EAUX. — MESURES A PRENDRE.

Chaque fois qu'une épidémie de choléra semble menacer Paris, l'opinion publique s'émeut, souvent même trop vite ; toutes les mesures rationnelles ou supposées telles sont prises par les administrations avec un louable zèle ; contrairement à ses habitudes, le public lui-même se montre, non pas l'adversaire, mais l'auxiliaire parfois trop zélé des fonctionnaires. Le choléra est un fléau assurément redoutable, mais si l'on comptait bien les victimes qu'il a faites dans ses différents passages chez nous, je crois qu'on s'apercevrait bientôt qu'elles sont en réalité moins nombreuses que celles d'une maladie dont on se préoccupe peu, que l'on considère comme un hôte obligé de nos grandes cités ; je veux parler de la fièvre typhoïde. On la connaît si bien qu'on ne la craint pas. En est-elle

(1) Ce rapport a été lu au Conseil d'hygiène le 26 mars 1888.

moins redoutable pour cela ? Il faudrait être bien hardi ou plutôt bien ignorant pour le dire, car il n'y a peut-être pas de maladie qui indépendamment des désastres correspondant à la période aiguë, ait détérioré plus de constitutions ; il n'y en a pas qui se propage avec plus de sûreté de maison à maison, de quartier à quartier. Elle existe tous les ans, tous les jours. On en guérit souvent, c'est pour cela qu'on n'y prend pas garde. Il faut dire aussi que ses causes réelles étaient si mal déterminées qu'on ne pouvait guère conseiller à propos de la prophylaxie que des mesures banales d'aération, d'assainissement général, qui ne prévenaient pas les cas sporadiques et n'enrayaient pas davantage les épidémies.

Aujourd'hui, l'expérience a parlé. L'hygiène publique a réussi à faire disparaître en grande partie le typhus exanthématique de villes populeuses dans lesquelles il avait pris droit de cité depuis une époque immémoriale. Il ne nous est pas permis de considérer cet enseignement comme non avenu, de persister dans notre fatalisme traditionnel. Une maladie qui, en 1882, a enlevé à Paris seulement plus de 3,000 individus dans la force de l'âge, qui en enlève plus d'un millier dans les années les plus favorables, une maladie de cette nature-là est un ennemi terrible s'attaquant aux forces vives de la nation et contre lequel on doit lutter avec toutes les armes dont l'expérience a prouvé l'utilité, sans se préoccuper des difficultés et des dépenses pécuniaires que peut nécessiter leur emploi.

J'ai dit que les causes réelles de la fièvre typhoïde avaient été ignorées pendant longtemps. La chose est facile à expliquer, car il n'y a guère plus d'un demi-siècle que la phase d'incertitude nosographique est finie, et qu'on décrit sous le même nom une maladie que tous les médecins savent reconnaître. Il est probable qu'elle existait, comme la plupart des maladies, depuis l'origine du monde, mais l'interprétation et le groupement des faits varièrent au hasard des opinions systématiques des écoles. Je n'ai pas l'intention de tracer ici l'historique des premières tentatives d'individualisation faites à propos de cette maladie. Jusqu'à Louis (1), l'opinion commune des médecins n'était pas fixée. Ce fut lui, seulement, qui montra, après cinq ans de recherches opiniâtres, les rapports qui existent entre les lésions et les différents phénomènes observés pendant la vie; ce fut lui qui établit d'une manière définitive l'unité du processus sous l'apparente diversité des formes.

La fièvre typhoïde fut considérée dès lors comme une pyrexie spéciale et autonome. C'était un premier point; restait à savoir ce qui pouvait produire ou favoriser son développement. Louis avait étudié la maladie en médecin plutôt qu'en hygiéniste; il voulait guérir le malade; la connaissance des circonstances capables de l'éclairer dans le traitement l'intéressait surtout. Il détermina pourtant l'âge de la vie particulièrement favorable à l'éclosion de la pyrexie dont il venait d'établir l'entité, ainsi que les conditions de santé générale qui semblent y prédisposer.

Les causes occasionnelles que l'on incriminait alors se

____

(1) LOUIS (P.-CH.-A.). *Recherches anatomiques, pathologiques et thérapeutiques sur la maladie connue sous le nom de gastro-entérite, fièvre putride, adynamique, ataxique, typhoïde, etc., etc., comparée avec les maladies aiguës les plus ordinaires.* — Paris, 1829, 2 vol. in-8° ; 2° édition, 1841.

réduisaient à des causes banales, telles que la misère, le surmenage physique ou moral, l'encombrement, etc. Quelques auteurs admirent même que la maladie pouvait naître spontanément. On vécut longtemps sur ces idées, bien que plusieurs observateurs, spécialement des médecins de province, eussent parlé de contagion. Ceux-ci avaient vu des faits dans lesquels la transmissibilité semblait évidente, mais ils avaient contre eux la quantité considérable d'observations recueillies dans les grands centres, où il est presque toujours impossible de savoir de quelle manière s'est faite la contamination, même pour les maladies les plus manifestement contagieuses. Tout d'abord, on écouta leurs dires avec indifférence et scepticisme. On finit cependant par se rendre à l'évidence et par admettre que la fièvre typhoïde peut se communiquer. Mais comment? Sur ce point, les avis furent partagés. On invoqua successivement le contact direct du malade, celui des objets contaminés par lui, l'infection médiate comme dans les fièvres éruptives, etc. La même diversité d'opinion se manifesta quand on voulut déterminer la nature de l'agent infectieux. D'où venait-il? On parla d'abord des matières organiques, quelles qu'elles fussent, en voie de putréfaction. Puis Murchisson (1) fit un nouveau pas. Il déclara que les matières fécales seules donnaient la fièvre typhoïde. L'idée était vraie, mais elle ne l'était pas toujours ; les détritus de cette nature ne pouvant produire la maladie que s'ils en renferment les germes, c'est-à-dire que s'il y a, dans la masse des ma-

____

(1) MURCHISSON. *Medico-chir. Trans. march.*, 1858 et *A Treatise on the continued fevers of Great Britain*, 1862, et 2ᵉ édit., 1873 ; traduction française, 1878.

tières incriminées, des selles de typhoïdes. Budd (1) a eu le mérite de proclamer le premier cette opinion et de la prouver.

Les deux médecins anglais que je viens de nommer démontrèrent par de nombreuses observations que les épidémies de dothiénentérie sont dues à la contamination de l'air et surtout des eaux potables. Ces faits sont trop connus pour que j'aie besoin de les rappeler. Je reviendrai, du reste, plus loin, sur le rôle prépondérant que jouent les eaux potables souillées par les déjections des sujets atteints de fièvre typhoïde dans le développement de cette maladie.

A peu près vers la même époque, surgissait en Allemagne une autre théorie tenant particulièrement compte des conditions telluriques et sur laquelle on a beaucoup discuté depuis vingt ans. En 1865, Buhl (2), et trois ans plus tard Pettenkofer (3), reprirent la méthode des anciens épidémiologistes, mais avec des moyens d'étude plus rigoureux, des théories moins vagues que celles des derniers siècles. S'appuyant sur des recherches statistiques faites à Munich dans le cours de plusieurs années, ils établirent que l'augmentation du nombre des cas de fièvre typhoïde et des décès par cette maladie, était en raison directe de l'abaissement de la nappe d'eau souter-

---

(1) BUDD. *The Lancet*, 1856, t. II, p. 618 et 694 ; 1859, t. II, p. 41, etc., et *On Typhoid fever*, 1 vol. in-8°, 1874.

(2) BUHL. *Ein Beitrag zur Ætiologie des Typhus (Zeitschrift für Biologie*, 1865, t. I, p. 1.)

(3) PETTENKOFER. *Ueber die Schwankungen der Typhussterblichkeit in Münschen von 1850 bis 1857. (Zeitsch. für Biol.*, 1858 ; et *Ueber die Ætiologie des Typhus, Münschen*, 1875.)

raine. Les deux auteurs ne virent dans cet abaissement qu'une cause d'insalubrité du sol, une circonstance capable d'engendrer un germe d'une nature spéciale. Les matières organiques qui se trouvent dans les couches supérieures subiraient, après le retrait des eaux, des transformations de toute nature, nuisibles pour la plupart. Des effluves empestées s'exhaleraient à la surface du sol qui resterait insalubre tant que le niveau de l'eau ne s'élèverait pas de nouveau. On ne tarda pas à s'apercevoir que cette théorie miasmatique avait des points faibles. Le fait était acquis, mais l'explication était hasardeuse. Liebermeister (1) en donna une autre plus simple et plus plausible. Il existe, fait-il remarquer, des communications constantes entre la nappe d'eau souterraine et les puits ou les sources. Que le niveau de cette nappe s'abaisse, les eaux qui imprègnent les couches supérieures du sol viendront remplir le vide et amèneront avec elles les éléments infectieux dont elles sont souillées. Il en résultera une contamination des puits et des sources.

Il faut dire que, même formulée de la sorte, cette théorie ne paraît pas expliquer tous les cas. Ses bases furent discutées. Le docteur Albin (2) montra, au moyen de statistiques recueillies à Berlin et même à Munich, que certaines épidémies avaient coïncidé avec l'élévation de la nappe d'eau souterraine. Un pareil fait fut observé à Bâle (3), etc.

(1) LIEBERMEISTER. *Deutsche Klinik*, 1866, N° 10.
 (2) ALBIN. *Zeitschrift für Epidemiologie*, 1874, p. 270.
 (3) LIEBERMEISTER. *Ziemsen's Handbuch der speciellen Pathologie und Therapie*, 1874, vol. II.
 MOSNY. *L'eau potable à Vienne et la fièvre typhoïde*. (*Revue d'hygiène*, 1888, p. 18.)

Quoi qu'il en soit, il semble bien établi que l'abaissement de la nappe d'eau souterraine favorise le développement des épidémies de fièvre typhoïde, mais que cette cause est impuissante à les expliquer toutes.

En définitive, deux théories restaient en présence, et encore étaient-elles devenues bien peu différentes, par suite des transformations qu'elles avaient subies : celle de Pettenkofer, bientôt modifiée par Liebermeister, qui voit dans l'abaissement du niveau de l'eau souterraine moins une cause d'insalubrité du sol, qu'une cause de pollution des sources, et la théorie courante qui met tout à l'actif des eaux potables, qu'elles coulent au-dessus ou au-dessous du sol. Les faits sont acquis et les différences d'interprétation si faibles qu'il n'est vraiment pas difficile d'établir la prophylaxie sur des bases capables de donner satisfaction à tout le monde.

Depuis quelque temps, une nouvelle notion d'importance capitale a été introduite dans la discussion. On admettait la spécificité de la maladie, mais on ne connaissait pas l'agent, dont l'introduction et la multiplication dans l'économie la produit le plus habituellement, je veux dire le bacille typhoïdique. C'est dans une série de mémoires publiés dans les *Archives* de Virchow et dans le *Recueil* de Volkmann (1880 à 1881) qu'Eberth le décrivit pour la première fois. Cette étude fut complétée trois ans plus tard par Gaffky ; il fit des cultures et donna les véritables caractères biologiques du microbe, qu'on appelle justement aujourd'hui bacille d'Eberth et de Gaffky. Ces études et beaucoup d'autres ont été complétées et contrôlées chez nous dans un travail récent et remarquable à tous points de vue de MM. Chantemesse et Widal (1). Il est bien acquis que la dothiénentérie est due à la présence d'un bacille unique, spécifique qui peut présenter dans la forme des variantes légères, susceptibles d'être ramenées à trois types principaux.

. Ce germe jouit d'une mobilité extrême, il est facile à cultiver ; ses spores résistent longtemps aux causes générales de destruction des germes organiques, aux températures de 60, 70, 80 et 90° même ; elles ne sont tuées qu'à 100° ; la congélation de l'eau, l'exposition à la lumière n'ont aucune action sur elles. Cette vitalité et cette résistance seraient telles que la diffusion des germes typhoïdiques sur un sol rendrait dangereuses les plantes mêmes qui y poussent. A l'une des dernières séances du Conseil, le danger de contamination par les légumes préoccupait à tel point M. Schlœsing, qu'il proposait de laisser sans culture le terrain destiné à l'épandage des eaux d'égouts, de créer aux environs de Paris d'immenses *champs de microbes*, dont l'accès serait sans doute rigoureusement interdit au public.

Je rappellerai, pour terminer ce rapide exposé, que la démonstration et le contrôle expérimental qui avaient manqué longtemps sont aujourd'hui un fait acquis. On ne connaît point dans les différentes espèces animales d'affection qu'on puisse réellement assimiler à la fièvre typhoïde humaine. Lorsqu'on voulut faire des tentatives d'inoculation, on se trouva en présence de cette immunité ;

____

(1) CHANTEMESSE (A.) et WIDAL (F.). *Recherches sur le bacille typhique et l'étiologie de la fièvre typhoïde. (Arch. de phys. norm. et patholog.*, 1887, t. IX, p. 217.)

on introduisit par différentes voies des matières fécales infectées, on produisit quelquefois des accidents, mais ces accidents ne rappelaient le typhus abdominal ni par la marche clinique, ni par les lésions qui les suivaient. L'injection de cultures bacillaires réussit seule à produire chez les souris et les lapins une septicémie particulière avec hypertrophie de la rate et des follicules intestinaux et parfois même ulcération de ces derniers. MM. Chantemesse et Widal (1) sont allés plus loin ; ils ont réussi à conférer l'immunité en injectant des cultures stérilisées ; chez les animaux traités préalablement de la sorte, l'introduction ultérieure dans l'économie d'éléments virulents restait sans effet. Il s'agirait donc là d'une véritable vaccination dont les agents seraient, d'après les auteurs que je viens de nommer, des substances solubles élaborées par les bacilles eux-mêmes.

On a trouvé ces bacilles un peu partout dans l'économie : dans les plaques de Peyer, le foie, la rate, les reins, etc. S'ils y restaient, la maladie, tout en conservant sa gravité pour les individus, serait à coup sûr moins menaçante au point de vue des épidémies. Ils y restent relativement longtemps, et c'est peut-être là une des raisons pour lesquelles on a tant hésité à reconnaître le caractère contagieux de la maladie pendant une certaine période. Le typhus abdominal ne fait point exception (2) à

____

(1) CHANTEMESSE et WIDAL. *De l'immunité contre le virus de la fièvre typhoïde conférée par des substances solubles.* (*Annales de l'Institut Pasteur*, t. II, 1888, p. 54.)

(2) WYSSOKOWITSCH. *Ueber die Schicksale der zur Blut insiarten Microorganismen im Körper der Warmblüter.* (*Zeitschr. für Hyg. Helft* I, vol. I.)

la loi formulée par Wyssokowitsch, à propos des microbes morbigènes. Ces microbes ne s'éliminent pas par les voies d'excrétion ordinaires. Après avoir pullulé, ils sont détruits dans les tissus et disparaissent par résorption cellulaire. Dans les premiers jours de la maladie, ni les selles, ni les urines n'en renferment; celles-ci n'en renfermeraient même jamais s'il ne survenait pas d'altération du rein; et dans les selles, l'apparition des bacilles est contemporaine du développement de cette ulcération caractéristique qui a servi naguère à individualiser anatomiquement la fièvre typhoïde. La petite perte de substance qui correspond à chaque plaque de Peyer, à chaque follicule clos, est une sorte d'émonctoire pour l'élément nuisible ; à ce titre, elle est peut-être utile au malade, mais en revanche, l'élimination est dangereuse pour autrui. C'est grâce à elle que les selles sont infectées, que des germes pénètrent dans le sol, souillent les eaux et sont peut-être, comme le disait naguère un poète à propos de la peste, transportés au loin sur l'aile rapide des vents.

Une autre propriété, un autre danger de ces éléments, c'est leur vitalité même. MM. Chantemesse et Widal ont encore obtenu un résultat positif par la culture de parcelles d'une garde-robe datant de quinze jours.

Les recherches bactériologiques ont donné une confirmation éclatante aux idées de Budd qu'elles expliquent; elles expliquent aussi les catastrophes, les épidémies de maisons, les propagations à distance. Que les pluies charrient des éléments infectieux déposés à la surface du sol, ou que les fosses non étanches leur permettent de gagner la nappe d'eau souterraine, l'agent est toujours le même, son mode d'action reste le même.

Mais comment va-t-il pénétrer dans l'économie ? Il est bon, je crois — et malheureusement c'est toujours le desideratum en épidémiologie — d'admettre des prédispositions accidentelles développées chez un grand nombre d'individus par des influences que nous ne connnaissons pas. Les anciens parlaient de génie épidémique ; l'expression indéterminée sans doute convenait parfaitement pour caractériser ce petit coin de l'inconnu qui constitue en pathologie les prédispositions.

Dans certains cas, 20 individus prennent des germes morbigènes à la même source, 10 sont gravement atteints ; dans d'autres, 19 braveront impunément l'action de cette cause. Mais est-ce parce qu'elle n'agit pas toujours avec la même énergie qu'il faut la négliger ? Ce serait une bizarre hérésie de le croire. Les conditions somatiques ou mésologiques qui créent la prédisposition et la réceptivité sont incapables de produire la maladie tant que le germe spécifique n'est pas là. En 1856, Budd (1) insista sur ce point avec une lucidité et une précision qui rendaient, dès cette époque, bien difficile la réfutation des idées qu'il émettait. Si des deux ordres de causes, les unes, les causes prédisposantes, sont hors de notre portée, c'est une raison de plus pour combattre les causes déterminantes avec toutes les armes que nous fournissent l'hygiène publique et l'hygiène privée.

Cet ennemi invisible qui constitue le microbe typhoïdique nous menace à chaque gorgée d'eau que nous buvons,

(1) BUDD. *The Lancet*, 1856, t. II, p. 618 et 694. — Dans cette publication, Budd ne parle pas encore de la transmissibilité de la dothiénentérie par les eaux que des déjections typhoïdiques auraient souillées ; ce n'est qu'en 1859 qu'il en a signalé l'influence.

à chacune de nos inspirations. Il peut s'introduire dans l'économie par inoculation directe ; c'est une éventualité rare. On a vu des étudiants ou des médecins prendre une fièvre typhoïde expérimentale dans une autopsie ; on a vu la même chose arriver à des infirmiers par la manipulation des linges souillés ; mais ce sont là, je le répète, des cas rares, si rares qu'il est à peu près impossible de songer à les prévoir dans des mesures générales.

L'inhalation est également possible. Les coups de vent disséminent parfois au loin les bacilles persistants des matières typhoïdiques qu'on a laissées dessécher à l'air libre. Dans les grandes villes dont l'arrosage est assuré avec une louable ponctualité, la lance de l'employé du service des eaux est probablement dans bien des cas un véritable pulvérisateur de germes infectieux, mais nous sommes toujours dans l'exception. La règle, c'est l'ingestion d'eau contaminée. Il y a longtemps qu'on a remarqué pour la première fois l'action des eaux stagnantes et insalubres sur la santé. « Ceux qui en font usage, disait Hippocrate, ont toujours la rate volumineuse et dure, le ventre resserré, émacié et chaud. » (1)

Nous avons vu comment on était arrivé par l'examen des faits à la concentration des théories, si je puis m'exprimer de la sorte, à l'association étroite de la genèse de la fièvre typhoïde avec la contamination spécifique de l'eau potable (2). Puis les observations se sont multipliées.

____

(1) HIPPOCRATE. *Des airs, des eaux et des lieux.* Trad. LITTRÉ, t. II, p. 21.

(2) Presqu'en même temps que Budd, et très probablement sans avoir eu connaissance des travaux de celui-ci, un Français, le docteur H. Michel, de Chaumont (Haute-Marne), attribuait à la contamination de l'eau pota-

Dans sa conférence, si remarquable à tant de points de vue, faite au Congrès de Vienne, à l'automne dernier, M. Brouardel (1) affirmait qu'il connaissait à ce moment plus de 60 épidémies dont les eaux avaient été l'origine. On savait qu'elles devaient renfermer le bacille comme on savait qu'il était dans les déjections typhoïdiques. Pour atteindre le dernier terme de la précision scientifique on n'avait plus qu'à ajouter à la preuve rationnelle déjà faite la preuve expérimentale, la démonstration microscopique de sa présence. En Allemagne, MM. Michael et Mœrs (2) l'ont en effet trouvé dans des eaux qui avaient donné la fièvre typhoïde. Il a été également rencontré en France par M. Chantemesse dans l'eau d'une borne-fontaine, à Ménilmontant (3), dans l'eau du puits de Pierrefonds (4), et enfin dans l'eau du réservoir d'une maison de Clermont-Ferrand (5). Cette fois, je crois que rien ne manque à la preuve.

ble, le développement de la fièvre typhoïde. Vers 1860, une épidémie de cette fièvre sévissait à Chaumont. La population faisait usage comme boisson de l'eau d'un réservoir souillé par une grande quantité de matières organiques amenées des habitations vers le sol. M. Michel réussit à persuader aux autorités que cette eau était la cause de la maladie. Son emploi fut interdit, et à partir de ce moment, la dothiénentérie disparut comme par enchantement. (HARDY. *Bulletin de l'Acad. de méd.*, 1882, p. 1216. — MICHEL. *De l'influence de l'eau potable sur la santé publique ou Recherches sur l'hygiène*, Paris, 1884 ; et BROUARDEL. *Revue d'hygiène*, 1888, p. 54.)

(1) BROUARDEL. *Des modes de propagation de la fièvre typhoïde*, 1887.

(2) *Fortschritte der Medicin*, 1886.

(3) DREYFUS-BRISSAC et WIDAL. *Gaz. hebd.*, 1886, p. 736.

(4) BROUARDEL. *Enquête sur l'épidémie de fièvre typhoïde à Pierrefonds.* (*Ann. d'hyg. publ. et de méd. lég.* 1887, t. XVII, p. 97.)

(5) BROUARDEL et CHANTEMESSE. *Enquête sur l'épidémie de fièvre typhoïde de Clermont-Ferrand* (*Ann. d'hyg. et de méd. lég.*, 1887, t. XVII p. 385. — Voir aussi : *Enquête sur l'origine des épidémies de fièvre ty-*

On connait l'agent qui engendre la maladie, on la voit se développer chez un certain nombre de personnes qui boivent une eau déterminée, on trouve le bacille pathogène dans cette eau. Il faudrait une défiance bien robuste des faits pour ne pas admettre que dans tous ces cas le germe y est entré par les voies digestives, qu'il y a été introduit avec l'eau bue dans l'alimentation, que la contamination antérieure de cette eau a été la cause effective de la dissémination de la maladie.

J'ajoute : il est probable que, dans les grandes villes au moins, les choses se passent souvent, sinon toujours, de la même manière (1).

Il y a deux ans à peine que les recherches bactériologiques ont été entreprises sur les eaux avec une technique convenable et déjà les objections commencent à surgir.

phoïde survenues dans les casernes de Lorient, par les mêmes auteurs. (_Ibid._, t. XVIII, p. 49.)

(1) Je ne puis rappeler tous les travaux relatifs à l'étiologie de la fièvre typhoïde. Je me borne à citer les plus importants et les plus récents. — BOUCHARD. _Étiologie de la fièvre typhoïde_, 1877. (Congrès médical et international de Genève. — Discussion entre MM. Bouley, Noël Guéneau de Mussy, Bouchardat, Jaccoud, Chauffard, J. Guérin. (_Bull. de l'Acad. de méd._, 1877.) — HENRI GUÉNEAU DE MUSSY. _Aperçu de la théorie du germe contage_, etc. Introduction à l'édition française de l'ouvrage de Murchisson sur la _Fièvre typhoïde_, 1878 ; et _De la part des eaux potables dans l'étiologie de la fièvre typhoïde_. (_Revue d'hyg._, 1883, p. 138.) — DIONIS DES CARRIÈRES. _Recherches étiologiques sur une épidémie de fièvre typhoïde à Auxerre_. (_Bull. méd. de l'Yonne_, 1883.) — HOMOLLE. Article Fièvre typhoïde _in Nouveau Dictionnaire de médecine et de chirurgie pratiques_, 1884, t. XXXVI, p. 509. — MARTELLIÈRE. _De la fréquence et de la répartition de la fièvre typhoïde dans Paris_, 1884. — LONGROIS. _Des conditions typhogènes d'un groupe de maisons à Joigny_, 1886. Voir l'_Index bibliographique_. — ARNOULT (J.). _L'eau et les bactéries, spécialement les bactéries typhogènes_. (_Revue d'hyg._, 1887, p. 27.) — THOINOT. _La fièvre typhoïde à Troyes_. (_Revue d'hygiène_, 1888, p. 128.)

A côté d'examens qui ont eu un résultat positif, d'autres n'ont rien produit ; ainsi, dans une épidémie récemment observée à Bordeaux, les recherches les plus minutieuses n'ont, paraît-il, permis de découvrir le bacille d'Eberth dans aucune des eaux qui servaient à l'alimentation de la ville (1). Nous ne savons quelle proportion de faits semblables on pourra réunir lorsque les recherches seront notablement plus nombreuses qu'aujourd'hui. Mais ces faits négatifs ne prouvent pas grand chose eux-mêmes, parce qu'il n'est pas démontré que les eaux restent infectieuses, surtout lorsqu'il s'agit d'eaux courantes, pendant toute la durée d'une épidémie. Il est même probable que leur degré de nocivité varie d'un jour à l'autre, d'une heure à l'autre. Que de l'eau soit prise à 100 mètres d'un point où s'est fait momentanément un afflux de liquides chargés de détritus typhoïdiques, elle est infectieuse ; elle le sera moins à 200 mètres, moins encore à 1 kilomètre ; son degré d'infection variera parce que l'apport d'éléments morbigènes n'est nullement continu. Lorsqu'il s'agit d'un cours d'eau à débit un peu plus fort, qui sème le typhus abdominal sur son parcours, sert de réceptacle à des fosses d'aisance, à des conduites d'eaux ménagères, il n'est nullement extraordinaire que l'apparition du bacille à un point donné soit courte et accidentelle ; ce qui serait extraordinaire c'est qu'on le trouvât toujours à chaque examen comme dans un puits souillé par des infiltrations.

Je me résume : La fièvre typhoïde est due à un bacille aujourd'hui connu ; ce bacille transporté au dehors avec les selles des malades continue d'y vivre, arrive aux eaux utilisées dans l'alimentation et rentre avec elles dans

(1) *Le Bulletin médical*, 1888, p. 141.

l'organisme d'individus sains. Si l'on veut lutter hygiéni-
quement contre la maladie, il faut empêcher qu'il y rentre ; il faut donner uniquement comme boisson des eaux
non contaminées.

Que la fièvre typhoïde soit fréquente à Paris, tout le
monde le sait depuis longtemps. Si l'on avait encore quelques doutes, il suffirait de jeter les yeux sur le tableau
suivant (A). dans lequel j'ai indiqué la proportion de décès
par fièvre typhoïde pour cent mille habitants. à partir de
1872, à Vienne et à Paris.

A — *Nombre, par 100,000 habitants, des décès par fièvre*
typhoïde à Paris, à Vienne et à Munich (1).

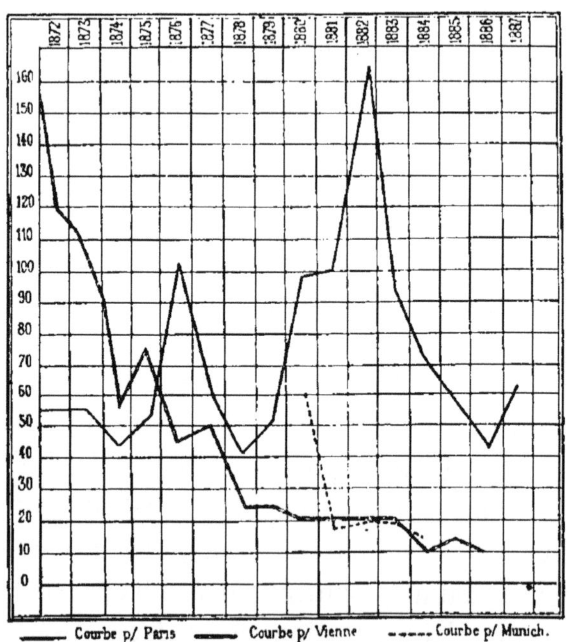

A Paris, la courbe montre que de 1872 à 1887 le chiffre annuel des décès, par 100,000 habitants, n'est pas descendu au-dessous de 40 et qu'il s'est élevé à près de 165.

Si nous prenons pour moyenne de la population totale de la ville durant cette période le chiffre de 2,000,000, nous trouverons que le nombre total des décès a dépassé 22,000, ce qui donne une moyenne annuelle de plus de 1,450 cas mortels. Je sais bien qu'on doit tenir compte des deux ascensions épidémiques de 1876 et 1882, mais rien ne dit que des éventualités semblables ne se produiront pas dans le nouveau laps de 15 ans qui va se dérouler. Je puis ajouter qu'il est au contraire très probable que tout se passera de la même manière si les conditions hygiéniques restent ce qu'elles sont; cela est d'autant plus probable que dans le cours même de l'année dernière le coefficient de mortalité a été plus élevé qu'il ne l'avait été l'année précédente et même en 1872, tout au début de la courbe.

J'ai complété ce premier tableau par un autre relatif à l'âge des individus qui ont succombé. Ce tableau fournit une éclatante confirmation à ce que j'ai rappelé après beaucoup d'autres dans la première partie de ce rapport, que les gens arrivés à la période de la vie qu'on peut considérer à certains points de vue comme la plus active (de 15 à 35 ans), payent le plus lourd tribut à la maladie.

travail de M. le docteur Jacques BERTILLON : *Sur la fréquence de la fièvre typhoïde à Paris, de 1865 jusqu'en 1881. Th. de doct. et Revue d'hygiène*, 1883, p. 402, et complétée jusqu'en 1887 au moyen du *Bulletin municipal de la Ville de Paris.*

B. — *Répartition des décès par fièvre typhoïde suivant les âges et par 100,000 habitants, à Paris.*

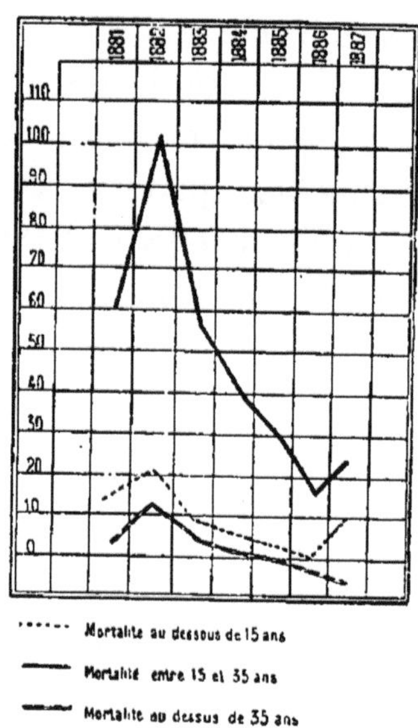

Si nous jetons les yeux sur les deux autres courbes (1) du tableau A, dont la première est relative à Vienne, la seconde à Munich, nous verrons : 1° qu'à Vienne le chiffre de la mortalité par fièvre typhoïde était notablement plus élevé qu'à Paris ; il l'est resté jusqu'en 1875. Cette année-là les deux courbes s'entrecroisent,

(1) La courbe se rapportant à Vienne est extraite du Mémoire de M. Mosny : *L'eau potable à Vienne et la fièvre typhoïde*. (*Revue d'hygiène*, 1888, p. 31.)

Quant à celle qui a trait à Munich, elle résulte de statistiques faites par M. O. Bollinger : *Die Abnahme des Typhus in Münschen*. (*Allgem. Zeitung*, 21 mars 1885.) Travail analysé dans la *Revue d'hygiène*, 1885, p. 436, par M. le docteur Richard.

puis le chiffre de Vienne ne tarde pas à devenir infé-
rieur à celui de Paris et l'est toujours resté ; de plus, il
n'y a eu aucune oscillation épidémique notable. En 1886,
il n'y avait plus que 10 ou 11 décès pour 100,000 habitants,
tandis qu'à Paris on en comptait encore 55. 2° Qu'à
Munich il est facile de noter le même phénomène de 1880
à 1884.

Nous arrivons donc à cette première constatation, que
deux villes, qui n'étaient pas plus salubres que la nôtre,
ont aujourd'hui une quantité beaucoup moindre de fièvres
typhoïdes.

Pareille décroissance a été notée à Breslau, à Dantzig,
à Francfort, à Stuttgard, à Zurich, enfin, à Londres, ville
dans laquelle depuis plusieurs années le coefficient de
mortalité oscille entre 10 et 20 pour 100,000 habitants.

Il est probable que ces différences ne sont l'effet ni
d'une aveugle fatalité, ni d'un changement dans la direction des vents ; nous pouvons, aujourd'hui, chercher si
nous ne trouverions point dans l'histoire d'une ou de deux
villes au moins les moyens de les expliquer.

Depuis quelques années l'Administration communale
de Munich a fait une véritable révolution relativement
à la canalisation du sous-sol. Dans cette ville, les idées
du professeur Pettenkofer ont servi de base à toutes les
améliorations réalisées : égouts nombreux et à parois im-
perméables avec provision d'eau suffisante pour que
l'écoulement soit bien assuré, fosses d'aisances étanches,
nettoyage soigneux des rues et enlèvement bien fait des
détritus organiques, abattoirs publics substitués aux tue-
ries des boucheries particulières dont la surveillance
était à peu près impossible, etc. Dans toutes ces amélio-

rations les eaux potables ont été laissées au second plan ; les habitants ont continué de boire l'eau des mêmes sources et des mêmes puits ; seulement les améliorations ont eu en réalité pour résultat de prévenir toute souillure accidentelle de ces eaux par le fait des infiltrations.

L'eau potable, à Vienne, était fournie naguère par des puits et par le Danube, la quantité d'eau de source était faible ; on remarqua que dans les quartiers alimentés par elle, le nombre des cas de fièvre typhoïde était moindre qu'ailleurs. L'administration adopta des vues différentes de celles qui avaient guidé les hygiénistes de Munich. Elle se proposa d'amener dans la ville une eau salubre, et ne se préoccupa pas du sous-sol. On capta de nouvelles sources d'un débit suffisant ; le service de l'apport et de la distribution fut organisé avec un sens pratique et une activité remarquables. La décision et l'intelligence de la municipalité viennoise ont vite reçu leur récompense ; la mortalité a diminué graduellement pour arriver au chiffre indiqué plus haut. « Voici une rareté pour nous, disait à M. Mosny (1) le professeur Nothnagel, en lui montrant dans son service un malade atteint de fièvre typhoïde, depuis que nous avons l'eau de source, et quand par hasard un cas semblable se présente à l'hôpital, je le montre aux étudiants à titre de cas intéressant. Encore dois-je ajouter que le plus grand nombre des cas de typhus abdominal nous vient des environs, plutôt que de la ville même. »

La décroissance de la mortalité par fièvre typhoïde dans les autres villes a tenu à des mesures analogues.

(1) Mém. cité, p. 19.

A Paris, on a bien fait quelque chose aussi depuis le commencement du siècle pour augmenter la provision d'eau potable, mais aujourd'hui encore le tiers au moins de la population ne boit que de l'eau de l'Ourcq, de la Seine ou de la Marne. Il faut dire, car l'intérêt de la vérité l'exige, que ce n'est pas toujours le même tiers ; qu'on choisit à tour de rôle avec une parfaite impartialité les différents quartiers, les parties de la population qui doivent être le plus exposées à la fièvre typhoïde. Il vaudrait sans doute mieux ne choisir personne et réduire au minimum les chances de contagion pour tous les quartiers et tous les individus. Avant qu'on ne fît des recherches bactériologiques sur les eaux, leur différence de qualité sautait aux yeux. A l'exposition d'hygiène urbaine de la caserne Lobau, en 1886, les organisateurs avaient eu l'excellente idée de juxtaposer, dans un même aquarium, divisé en trois compartiments, de l'eau de Seine, de l'eau de la Vanne et de l'eau de l'Ourcq. Le contraste était saisissant : l'eau de la Vanne, légèrement opaline dans sa teinte, semblait absolument limpide ; l'eau de Seine était glauque et trouble, mais l'eau de l'Ourcq !... Et pourtant le spécimen la représentait à son état normal, c'est-à-dire chargée de résidus industriels, servant de véhicule aux matières fécales d'une population fort dense. Il lui arrive parfois des épisodes peu susceptibles de contribuer à la rendre plus salubre et à la clarifier ; un bateau conduisant des matières premières à une fabrique de poudrette se perd un jour dans le canal ; inutile de dire qu'on ne songea pas à sauver la cargaison ; mais songea-t-on davantage à retirer de l'alimentation les eaux si malencontreusement contaminées ? Je ne le crois pas. On peut se demander encore aujourd'hui, comme se le demandait dans une communication faite à l'Académie de Médecine, dans la séance du 7 octobre 1884, le Dr Daremberg : « S'il est permis, à la fin du XIXe siècle, d'aromatiser avec des matières fécales l'eau que l'on donne à boire et de nous faire résorber nos excréments sous forme de boisson. »

Les eaux distribuées au tiers de la population parisienne sont mauvaises ; l'épithète de répugnantes ne serait assurément pas exagérée certains jours de l'année ; mais cela ne prouve pas qu'elles donnent la fièvre typhoïde. Une enquête absolument démonstrative et portant sur toute l'agglomération parisienne devrait comprendre : 1° un plan rigoureusement exact de la canalisation pour les eaux potables avec indication très précise des sources d'où elles proviennent ; 2° des indications chronologiques relatives aux époques à partir desquelles l'eau de telle source a été donnée ; 3° le relèvement rigoureux de l'approvisionnement d'eau des immeubles particuliers ; 3° des statistiques partielles de la population sédentaire, c'est-à-dire des gens qui travaillent à leur domicile même, dans leur propre quartier, y prennent leurs repas, et de ceux qui travaillent loin de chez eux et sont, par conséquent, exposés à une double chance de contamination : celle qui existe à leur résidence, et celle qui existe là où ils sont occupés ; 4° des recensements du nombre total de la population plus nombreux et plus rapprochés qu'aujourd'hui ; 5° la date précise des modifications apportées, sans que le public ait été prévenu, dans la distribution des eaux, modification par suite desquelles une maison qui reçoit aujourd'hui de l'eau de la Vanne recevra demain l'eau de la Marne, de l'Ourcq ou de la Seine.

Je n'ose espérer qu'une pareille enquête sera jamais menée à bien. Dans les courbes si ingénieuses dressées par M. Durand-Claye (1), à propos de l'épidémie de 1882, on ne trouverait certainement pas les éléments nécessaires pour répondre à des questions formulées d'après les bases que je viens d'indiquer. Nous sommes obligés de nous tenir sur un terrain plus général, et de rappeler ce que nous avons vu précédemment. A Vienne et à Munich, pour ne citer que ces deux villes, les eaux bues, aujourd'hui, par la population ne sont plus souillées comme celles de Paris ; depuis qu'on a pris des mesures nécessaires à cet égard, la fréquence de la fièvre typhoïde diminue au point qu'il est possible d'en espérer la disparition. A Paris, nous sommes dans les mêmes conditions qu'il y a quinze ans à peu de choses près par rapport à l'eau ; la morbidité et la léthalité sont les mêmes, elles sont sujettes aux mêmes épisodes. Il est difficile de ne pas admettre qu'on est arrivé à de pareils résultats dans les deux villes citées en empêchant la pollution des eaux, ou en distribuant des eaux prises au loin et non contaminées.

A défaut de l'enquête générale dont nous parlions pour Paris, nous avons un nombre considérable de faits particuliers dont le rapprochement présente assurément une certaine valeur. En voici un dont j'ai eu personnellement connaissance et à propos duquel l'attention du Conseil a été attirée, il y a une dizaine d'années, par notre ancien collègue Hillairet (2). La fièvre typhoïde était alors une véritable calamité pour le lycée Saint-Louis ; il y en avait

(1) *L'épidémie de fièvre typhoïde en 1882.* Études statistiques, Paris, 1838.
(2) *Rapport général sur les travaux du Conseil d'hygiène publique et de salubrité de la Seine* (1878-1880), Paris, 1884, p. 151 et 157.

presque en tout temps, parfois même les cas étaient assez fréquents pour constituer des épidémies; en 1878, 13 enfants furent atteints dans l'espace de trois mois et 3 succombèrent. On avait jusque-là distribué l'eau de l'Ourcq; elle fut remplacée par l'eau de la Vanne; depuis lors, la fièvre typhoïde est devenue une rareté dans l'établissement et souvent une année complète se passe sans qu'on en voie un seul cas.

Le docteur Régnier (1), médecin-major au régiment des sapeurs-pompiers de Paris, a publié, sur la fréquence de la fièvre typhoïde dans les casernes de l'arme, un travail dont on a tiré la courbe instructive suivante :

C. — *Courbe fournie par le nombre des cas de fièvre typhoïde des casernes de Sapeurs-Pompiers en 1882.*

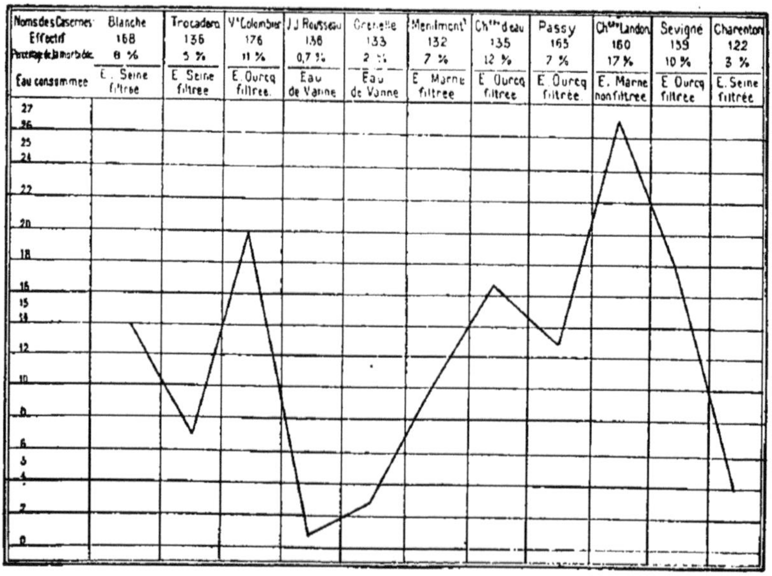

Noms des Casernes	Blanche	Trocadéro	V' Colombier	J J Rousseau	Grenelle	Ménilmont'	Ch'''d'eau	Passy	Ch'''Landon	Sevigné	Charenton
Effectif	168	136	176	136	133	132	135	165	160	139	122
Pourcentage de la morbidité	8 %	5 %	11 %	0,7 %	2 %	7 %	12 %	7 %	17 %	10 %	3 %
Eau consommée	E. Seine filtrée	E. Seine filtrée	E. Ourcq filtrée.	Eau de Vanne	Eau de Vanne	E. Marne filtrée	E. Ourcq filtrée	E. Ourcq filtrée.	E. Marne non filtrée	E. Ourcq filtrée	E. Seine filtrée

(1) RÉGNIER. *Arch. de méd. militaire*, 1886.

Supposons qu'on laisse de côté toute la partie graphique de ce tableau, qu'on lise simplement le premier en-tête et qu'on pose cette question : Une épidémie de fièvre typhoïde se développe dans une ville de garnison, quelles casernes seront le plus éprouvées ? Tout le monde répondra à *priori*, les plus vieilles, les plus petites, les plus mal emménagées. La caserne de la rue Jean-Jacques-Rousseau est une construction ancienne ; ni l'extérieur, ni l'intérieur ne présentent un aspect bien encourageant ; la caserne de la rue Château-Landon est neuve, propre, aérée, coquette et aussi confortable que peut l'être un édifice de cette nature. Et cependant la courbe nous montre qu'en 1882 il y a eu : à la caserne de la rue Jean-Jacques-Rousseau 0,7 0/0 seulement d'individus atteints de fièvre typhoïde sur le nombre total des militaires qui l'habitaient, tandis qu'il y en avait 17 0/0 à la caserne de la rue Château-Landon, chiffre véritablement énorme. La vieille caserne de la rue Jean-Jacques-Rousseau recevait de l'eau de la Vanne, celle de la rue de Château-Landon de l'eau de Marne non filtrée. Cela revient à dire que toutes précautions, prises dans la construction d'un bâtiment destiné à loger un certain nombre d'hommes, sont insuffisantes pour les protéger contre le typhus abdominal, si, avant toute chose, on n'a le soin de ne pas leur en administrer les germes dans l'eau qu'ils boivent.

Si les tableaux de M. Durand-Claye ne permettent pas de résoudre la question des rapports entre la topographie de la dothiénenterie et la distribution des eaux, en revanche quelques-uns jettent sur ce point un peu de lumière. Je lui emprunte les deux courbes ci-après (1).

(1) Durand-Claye. Op. cit., tableau XI. Consulter aussi : Chante-

D. — *Mortalité typhoïdique* (5 août 1882-24 *janvier* 1883), *par*
10,000 *habitants.*

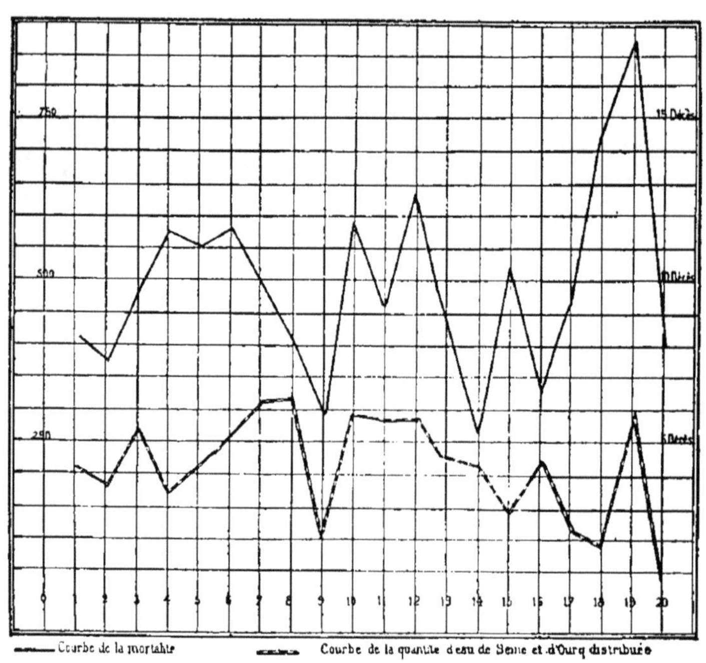

Je ne veux pas dire que le parallélisme des deux lignes
brisées soit absolument mathématique, leurs oscillations
réciproques sont cependant telles qu'on peut affirmer
sans hésitation que : toutes les fois que la quantité d'eau
suspecte (d'Ourcq) distribuée aux habitants augmente,
le nombre des décès par fièvre typhoïde augmente également.

MESSE et WIDAL (Mémoire cité, p. 289). — VALLIN. *L'eau de Seine et
la fièvre typhoïde. (Rev. d'hyg.*, 1887, p. 265.) — BROUARDEL. *L'eau
potable. (Revue scientifique*, 1887, p. 257.) — CHAMBERLAND. *Les divers
modes de contagion. (Revue scientifique*, 1888, p. 329.)

Voici le pendant du graphique précédent (1).

Les deux lignes ont été tracées par rapport au nombre de fièvre typhoïde et à la proportion d'eau de source. Celle-ci est-elle diminuée, la fièvre typhoïde augmente; il n'y a pour ainsi dire pas d'exception à cette règle.

E. — *Mortalité typhoïdique par 10,000 habitants (5 août 1882. — 24 janvier 1883).*

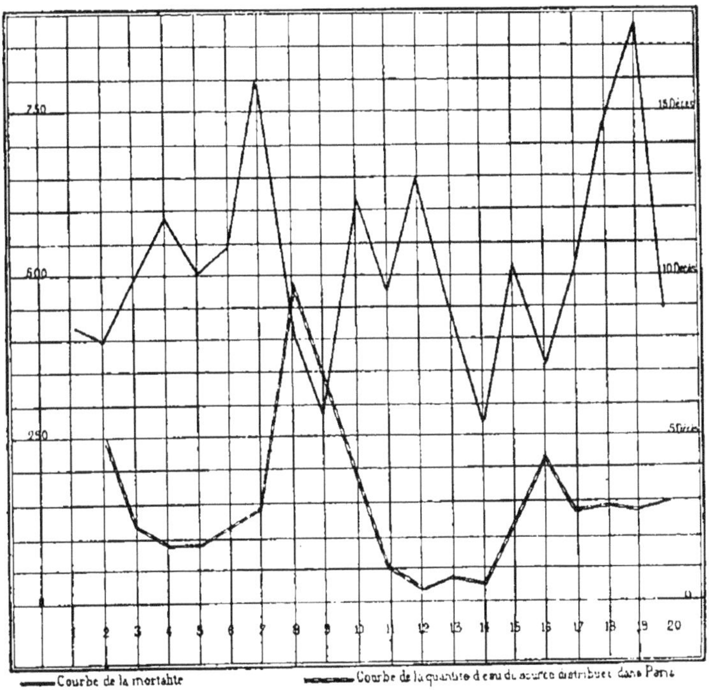

Les faits que je viens de relater sont des faits d'observation qu'il me paraît difficile de contredire ; pour nier la

(1) *Ibid.*

relation on a tenté d'en apporter d'autres qui prouveraient le contraire, d'opposer des courbes aux courbes. Dans un article récent, M. Bechmann (1), ingénieur en chef des eaux de Paris, entreprit de démontrer que son service n'était pour rien dans la diffusion de la fièvre typhoïde et de prouver qu'on peut puiser indifféremment à la Seine, à la Marne, à la Dhuys ou à l'Ourcq, sans que la santé publique soit intéressée en quelque manière à cette application inattendue du libre échange. Pour le démontrer, M. Bechmann a donné des tabeaux dont il résulte que pendant les semaines où la population a reçu de l'eau de Seine, on n'a pas eu plus de décès par fièvre typhoïde dans le même arrondissement qu'à un autre moment ; qu'il n'y en a pas eu plus que dans les arrondissements voisins toujours approvisionnés par de l'eau de Seine.

Le savant doyen de la Faculté, M. Brouardel, dont les recherches ont été appliquées avec une telle persévérance à la question des eaux potables, qu'il est difficile de trouver un point sur lequel il n'ait pas formulé une remarque judicieuse ou une réflexion pratique, M. Brouardel (2) a fait observer, comme M. Chantemesse (3), que l'habile ingénieur avait négligé dans ses tableaux des données médicales de première importance, celle de la durée de la période d'incubation (pour la morbidité) et l'époque de la maladie à laquelle surviennent les décès (pour la léthalité). On substitue, je suppose, du 1ᵉʳ au 15 août, l'eau de la Seine à l'eau de source et on contamine 10 individus ; il y

---

(1) BECHMANN. *Les eaux de Paris et la fièvre typhoïde.* (*Revue d'hygiène*, 1887, p. 1030, et 1888, p. 54.)

(2) BROUARDEL. *Revue d'hyg.*, 1888, p. 51.

(3) CHANTEMESSE. *Revue d'hyg.*, 1888, p.52.

a de fortes raisons de croire que le coefficient de la morbidité n'augmentera guère qu'à partir du 18 au 30 août; celui de la mortalité du 18 au 15 septembre. Des tableaux donnés par M. Chantemesse et dressés d'après le chiffre des entrées dans plusieurs hôpitaux montrant l'augmentation de la fièvre typhoïde à la suite de distribution d'eau, sont bien dans la période que nous venons d'enregistrer.

La démonstration a été complétée par des recherches bactériologiques qui ont fait découvrir à différentes reprises la présence du bacille dans les eaux suspectes (1).

Je ne saurais mieux aborder la prophylaxie du typhus abdominal qu'en répétant et en complétant la conclusion par laquelle j'ai terminé le chapitre consacré à son étiologie.

Du malade atteint de fièvre typhoïde à l'homme sain, voici comment la contamination a lieu. Le bacille morbigène est entraîné au dehors avec les selles, et comme il possède une vitalité énergique il se conserve longtemps ; il est charrié par les eaux et ingéré avec elles. Neuf fois sur dix, la contamination a lieu de cette manière et nulle part elle n'est plus facile, plus imminente que dans la fraction de la population parisienne qui boit de l'eau de rivière.

(1) M. Thoinot a constaté la présence du bacille typhoïdique dans des échantillons d'eau de Seine pris en amont de Paris (*Bulletin de l'Académie de médecine*, 1887, p. 427) ; M. Lair en a trouvé dans l'eau de Seine distribuée dans son quartier (*Annales de l'Institut Pasteur*, 1887, p. 427).

Nous n'avons pour la prévenir dans ce milieu que deux moyens : ou rendre les eaux salubres ou ne pas les donner. Jusqu'à présent je ne crois pas qu'on ait trouvé de procédé pour transformer le liquide vaseux qui se déverse à l'embouchure de la Bièvre, par exemple, en eau limpide et inodore. Il ne nous reste en réalité qu'un moyen : fournir une provision suffisante d'eau potable. Depuis cinquante ans on a fait dans cette voie des progrès notables ; on pourrait dire qu'à cet égard on est revenu aux saines traditions hygiéniques de l'antiquité. Les Romains, qui ont été nos maîtres en tant de choses, avaient compris aussi bien et mieux que nous l'importance de cet approvisionnement ; on admire encore aujourd'hui les restes des travaux gigantesques exécutés par leurs ingénieurs pour assurer ce service. Nous aurions encore beaucoup à faire encore pour les égaler.

La provision quotidienne actuelle d'eau de source amenée à Paris est d'environ 130,000 mètres cubes (1) ; elle est insuffisante ; on est obligé de lui substituer de temps en temps de l'eau de rivière et de plus certains quartiers ne recevant que cette eau pendant toute l'année, ce sont évidemment là des éventualités fâcheuses, des causes permanentes ou temporaires des maladies épidémiques.

L'insuffisance dont nous nous plaignons aujourd'hui est-elle aussi réelle qu'on le dit, est-elle inévitable ? Toute l'eau potable distribuée entre-t-elle dans l'alimentation ? Il suffit de poser cette question pour que la réponse se présente à l'esprit. On donne de l'eau sans se préoccuper de ce que pourront en faire ceux qui la reçoivent. Un quartier est-il alimenté par la Vanne ? Les abonnés ont de l'eau de Vanne et n'ont que cela jusqu'au jour où, par suite de l'épuisement de la masse captée ou d'un accident de conduite, on les prévient qu'il n'auront plus à boire que de l'eau de Seine ou de Marne. Encore l'avertissement est-il donné d'une façon discrète par voie de la presse, dans les colonnes des journaux que peu de personnes lisent assidûment.

L'eau potable a servi à tous les usages domestiques, au nettoyage comme au reste, on ne l'épargne pas, on la gaspille même en été. C'est la règle générale, car il y a fort peu de maisons, même dans les quartiers riches, dont les appartements soient pourvus d'une double canalisation et possèdent deux robinets, l'un pour l'eau potable, l'autre pour les eaux de nettoyage. Ce serait pourtant l'idéal économique, dans cette question passablement ardue, de ne pas prodiguer ce qu'on possède, de ne jamais priver personne ni d'une manière continue, ni d'une manière temporaire.

Supposons que sur chaque évier on trouve deux robinets, un tout petit, laissant échapper un mince filet d'eau, et un autre semblable au type aujourd'hui employé. Il y a lieu d'admettre que dans les appartements où la distribution sera faite de cette manière, il n'y aura pas de déperdition inutile, par l'excellente raison qu'il faudrait beaucoup trop de temps pour recueillir au robinet minuscule une quantité d'eau suffisante pour un nettoyage même peu étendu. Je crois que si cette double canalisation était employée partout, il n'y aurait plus depuis longtemps de quartiers exclusivement alimentés à l'eau de rivière ; on ne serait plus obligé de la faire entrer chaque année dans la consommation d'une fraction ou d'une autre de la population.

Il paraît qu'il y a des difficultés techniques. La pression n'est pas suffisante pour entretenir deux robinets à tous les étages chez les abonnés. J'avoue que je ne comprends pas très bien la valeur de cette objection. L'eau de rivière seule aurait une pression insuffisante. Mais avec la machine élévatoire d'Ivry on arrive à avoir 86,000 mètres cubes d'eau de Seine à une pression au moins égale à celle de l'eau de la Vanne. Donc, dans les quartiers où cette eau est distribuée, il est impossible d'objecter à l'établissement d'une double colonne pour tous les étages, l'insuffisance de la pression.

On a dit en outre que la transformation complète du système de tuyaux actuels en double colonne montante dans les immeubles constituerait une dépense formidable, supérieure à celle que réclamera le captage de nouvelles sources. A cela je n'ai rien à répondre : question de devis. Il me semble pourtant qu'on ferait bien de ne pas engager l'avenir et de ne pas rejeter à tout jamais ce procédé.

Je vais arriver tout à l'heure aux autres mesures ; mais sommes-nous bien sûrs qu'après avoir amené à Paris les sources de la Vigne et celles de Verneuil (1) nous aurons répondu pour l'éternité à tous les besoins. L'expérience à cet égard est bien près de nous donner un démenti : la quantité actuelle est énorme comparativement à celle de 1870, et cependant elle est insuffisante. Si les travaux projetés aujourd'hui sont terminés en 1892, sommes-nous sûrs que la provision de 1892 suffira en 1902 ? C'est peu probable. Sous nos latitudes on ne rencontre guère de

____

(1) RICHE (Alfred). *Rapport sur un projet de dérivation des sources de la Vigne et de Verneuil dans l'alimentation de la ville de Paris*, 1886.

rochers d'Horeb d'où, comme Moïse, on puisse faire jaillir l'eau à volonté. Il est certain qu'on se trouvera à une époque plus ou moins éloignée en présence de la nécessité que l'on entrevoit déjà, celle d'économiser la provision quotidienne.

Il me semble pourtant que dès aujourd'hui on pourrait très bien, avant d'adopter complètement le principe de la double canalisation, ne distribuer que de l'eau de Seine dans les cours des maisons où l'on distribue de l'eau de source pour les appartements. De cette manière au moins on aurait des chances que l'eau de la Vanne ne servirait plus à arroser les jardins ou à nettoyer les écuries.

Le service technique, nous ayant donc répondu qu'aujourd'hui des raisons inéluctables s'opposent à l'adoption du système généralisé de la double canalisation et qu'il faut considérer la prodigalité comme un mal nécessaire, il ne nous reste qu'une chose à faire, appeler de tous nos vœux l'achèvement de travaux qui doivent presque tripler la provision de Paris. Malheureusement c'est le cas de répéter qu'il y a loin de la coupe aux lèvres. Il a fallu plus de 10 ans, à partir du jour où la captation de la Vanne a été décidée, pour que ses eaux coulassent aux robinets d'un petit nombre de fontaines de la voix publique. Entre la population qui réclame une eau sans bacilles typhoïdiques et l'exécution de ses vœux, il y a des obstacles, non pas insurmontables, mais qu'on ne franchit qu'après des détours singulièrement longs : obstacles législatifs, juridiques, etc., industriels à désintéresser, communes à exproprier. La question législative est vidée ou près de l'être ; la phase juridique se déroule majestueusement, lentement, comme il convient à une affaire de cette importance ; les.Chambres ont été saisies, le Conseil d'État va l'être. Combien de temps le sera-t-il ? Il me semble que dans une question d'hygiène publique l'incertitude et les atermoiements ne sont pas de saison. Les hygiénistes proposent, les administrations n'ont qu'à répondre si la la loi et les ressources permettent de donner satisfaction à leurs demandes. Faut il des années pour cela ? Si nos réclamations sont conformes à l'expérience, si les mesures poursuivies par nous ont pour résultat la conservation d'un nombre considérable de citoyens utiles, il n'y a pas de formalités juridiques qui tiennent, il faut prendre à leur égard une décision aussi prompte que s'il s'agissait de défense nationale, car les maladies épidémiques sont des ennemis qui n'ont ni journaux, ni canons, ni soldats sans doute, mais qui nuisent aussi sûrement et autant aux intérêts moraux et matériels de la nation que tous les ennemis de l'extérieur. Il importe donc au plus haut point de hâter par tous les moyens possibles la solution des questions relatives aux nouvelles sources à capter. A partir du moment où MM. les ingénieurs en seront saisis, ce ne sera plus, à proprement parler, qu'une affaire budgétaire, et, ce jour-là, nous serons bien près d'obtenir ce que nous demandons.

Le Conseil a déjà exprimé le vœu que ces eaux nous soient amenées d'urgence, afin que le *tout à l'égout* puisse être pratiqué sans inconvénient pour la santé publique.

Je serais heureux qu'il renouvelât ce vœu, en se basant cette fois sur la nécessité d'augmenter la provision d'eau potable pour diminuer le nombre des cas de fièvre typhoïde à Paris et faire disparaître l'infériorité véritablement humiliante où nous nous trouvons à l'égard de cette maladie par rapport aux autres grandes villes d'Europe (1).

(1) Après la lecture de ce rapport, le Conseil renouvelle, dans la séance du 13 avril, le double vœu suivant émis déjà à plusieurs reprises :

1° Hâter l'exécution des travaux qui doivent amener à Paris les eaux de source acquises par la ville ;

5° Rendre obligatoire l'abonnement aux eaux de source pour les propriétaires possédant des immeubles dans la rue où existe la canalisation de ces eaux.

L'IMPÉTIGO CONTAGIEUX

ET L'INSPECTION DES ÉCOLES

PREUVES QUE L'IMPÉTIGO EST CONTAGIEUX. — UNE ÉPIDÉMIE DANS UNE ÉCOLE A PARIS. — FAITS OBSERVÉS A LA CONSULTATION DE L'HOPITAL DES ENFANTS. — AUTO-INOCULATIONS. — CARACTÈRES FRAPPANTS DE LA MALADIE. — MESURES A PRENDRE POUR ÉVITER LA TRANSMISSION DANS LES ÉCOLES.

Depuis cinq ans, j'ai eu souvent l'occasion de voir aux consultations de l'hôpital des Enfants-Malades de nombreux cas d'impétigo classique, de cet impétigo dont la plupart des pathologistes ont rattaché uniquement l'origine soit au lymphatisme, soit à la scrofule. Il m'a semblé qu'indépendamment des prédispositions personnelles, la maladie présente parfois une cause efficiente d'une importance beaucoup plus grande au point de vue de l'hygiène scolaire : cette cause, c'est la contagion. J'ai été souvent frappé de ce fait que l'on m'amenait, les uns après les autres, tous les enfants d'une même famille atteints successivement d'impétigo ; dans certains cas, les parents étaient pris eux-mêmes à leur tour.

Voici ce que j'apprenais en les interrogeant : Le premier cas s'était montré d'habitude chez un enfant qui allait à l'école ; un de ses camarades, placé près de lui, avec lequel il jouait souvent, présentait depuis quelque temps à la face, sur le cuir chevelu, une éruption semblable à la sienne.

Ces faits attirèrent mon attention sur la possibilité de la transmission de l'impétigo d'individu à individu dans les établissements scolaires. Des observations plus nombreuses et très concluantes, que j'eus l'occasion de faire au mois de novembre dernier, me décidèrent à tenter de provoquer sur ce sujet une enquête de l'autorité compétente.

Plusieurs enfants de l'école communale et de l'asile maternel de la rue Lacordaire furent amenés à ma consultation pour des pustules impétigineuses. Comme ces écoles sont placées, au point de vue de l'hygiène, sous la surveillance directe des médecins-inspecteurs nommés par la Ville de Paris, j'appelai sur ce point l'attention de mon collègue, le docteur Levraud, membre du Conseil municipal, qui s'empressa d'aviser de cet état de choses le directeur de l'Enseignement primaire de la Seine, M. Carriot. Celui-ci voulut bien me charger de visiter l'école et l'asile de la rue Lacordaire, en compagnie de mon confrère, le docteur Destreux, médecin-inspecteur de ces deux établissements, qui me prêta un concours aussi obligeant qu'éclairé.

Permettez-moi, Monsieur le Préfet, de porter à votre connaissance les renseignements que j'ai recueillis dans cette visite et d'en tirer les conséquences hygiéniques qu'ils comportent.

I

L'impétigo a été constaté dans les familles suivantes :

1° Famille Kiener. — Blanche, âgée de trois ans et demi ;

grosses pustules de la face. Cette enfant va régulièrement à l'asile. Au moment où elle est prise, plusieurs de ses petites camarades présentent depuis quelque temps un impétigo analogue au sien.

L'impétigo se montre, dans cette famille, chez une autre petite fille âgée de deux ans ; chez le frère, âgé de dix ans (pustules aux lèvres et sur le pavillon de l'oreille du côté droit). Un autre frère, de sept ans, échappe à la maladie.

2° Famille Gerfaut. — Un garçon de quatre ans, fréquentant l'asile indiqué ci-dessus, est atteint d'impétigo. Son frère, âgé de dix ans, en est pris un peu plus tard.

3° Famille Calino. — Un petit garçon fréquentant le même asile est pris le premier (impétigo de la face). Son frère, âgé de huit ans, qui l'embrasse souvent, est atteint bientôt d'une éruption analogue autour des lèvres.

4° Famille Colas. — Marie, âgée de trois ans, va à l'asile ; impétigo des lèvres. Denis, son frère, âgé de dix ans, a bientôt lui-même une éruption croûteuse de la face ; il se gratte à l'un des coudes, probablement après s'être gratté à la face, et une éruption analogue à celle du visage s'y développe.

5° Famille Charvet. — Jeanne, âgée de six ans, fréquente l'asile et présente des cicatrices d'impétigo de la face. Louis, son frère, le fréquente également et porte de nombreuses croûtes dans la même région.

6° Famille Sibelli. — Impétigo de la face chez les deux sœurs.

7° Famille Merer. — Petit garçon de six ans (du même asile) est égratigné à la face, et autour de l'égratignure se forment des pustules, puis des croûtes d'impétigo. Son frère, âgé de quinze mois, est pris à son tour et présente actuellement des croûtes d'impétigo sur les lèvres. Un autre, âgé de trois ans, est atteint en dernier lieu.

A la même époque, M. le docteur Destreux observait, dans deux autres familles de sa clitentèle, des cas d'impétigo de même origine.

Famille Martin. — Deux petits garçons, qui n'allaient pas encore à l'asile, furent atteints d'un impétigo à croûtes jaunes de la face. Cette famille habite dans la même maison que la famille Merer dont il a été question plus haut ; les enfants jouaient souvent ensemble.

Famille Collas. — Albert, âgé de neuf ans, Alice, de huit ans, puis deux enfants plus jeunes de la même famille sont successivement atteints d'impétigo. Dans une maison voisine, où ces enfants allaient souvent jouer, d'autres présentaient, depuis un certain temps, des croûtes jaunâtres de la face et du pavillon de l'oreille droite.

Outre ces faits, j'ai eu, comme je l'ai dit, l'occasion d'en voir un assez grand nombre d'autres à l'hôpital. Je me borne à en donner trois des plus intéressants et des plus caractéristiques au point de vue de la transmission.

OBSERVATION I. — Jeanne Thubaud, âgée de sept ans, fréquente assidûment une école maternelle de la rue de Vaugirard. Elle raconte qu'elle avait pour voisin une autre fillette ayant depuis un certain temps, sur le visage, des croûtes d'un jaune de miel. Ses parents ont remarqué, il y a quelques jours, une éruption de vésicules au pourtour des lèvres ; elles étaient remplies d'un liquide séreux qui devint bientôt trouble, puis purulent. Après leur rupture, ces vésicules furent remplacées par des croûtes jaunâtres. Au moment où l'enfant fut amenée à ma consultation, elle en avait sur le menton, sur les lèvres, le front, et jusque sur le cuir chevelu ; une plaque du diamètre d'une pièce de 2 francs se trouvait sur la main droite, il y en avait aussi quelques autres sur le bras droit ; les unes présentaient la couleur jaunâtre déjà indiquée, d'autres une teinte verdâtre ; toutes déterminaient un léger prurit. Les phénomènes généraux, presque insignifiants, consistaient en une réaction fébrile légère avec un peu d'inappétence. On eut facilement raison de cet impétigo à l'aide de cataplasmes d'amidon, pour faire tomber les croûtes, et de lotions ultérieures à la liqueur de Van Swieten.

Obs. II. – Le 13 novembre 1887, on amena à la consultation un petit garçon de trois ou quatre ans appartenant à une famille qui compte 5 enfants (2 garçons et 3 filles), qui furent successivement atteints d'impétigo.

Le premier pris fut le fils cadet, qui allait à l'école communale ; il eut une éruption pustuleuse, puis croûteuse, au niveau des commissures labiales, ensuite sur le visage et sur quelques points des membres supérieurs. Sa mère croyait qu'il avait pris sa maladie en buvant dans un verre non rincé dans lequel avait bu, quelques instants auparavant, un charbonnier malpropre. Je ne sais d'où elle tenait ce renseignement, peut-être de l'enfant, peut-être de ses camarades ; dans l'un comme dans l'autre cas son authenticité est trop discutable pour qu'il nous puisse fournir une bonne notion étiologique. Ce qu'il y a de certain, c'est que, dix jours environ après l'apparition des premières pustules labiales, les autres enfants, qui embrassaient comme d'habitude leur frère, furent atteints à peu près simultanément d'impétigo ; quand je les ai vus à la polyclinique, ils avaient tous des croûtes disséminées sur la face, la nuque et même les membres. Ici encore, la maladie venait de l'école et avait fait tache d'huile après son entrée dans la famille.

OBS. III. — Le 29 novembre dernier, un petit garçon de cinq ans et demi, atteint de la même forme d'impétigo, est encore amené à la consultation. Il allait à l'asile et était placé à côté d'un autre enfant ayant des croûtes sur la face. L'hygiène domestique de la famille à laquelle il appartenait laissait à désirer. Les enfants couchaient dans une chambre mal éclairée, peu aérée, d'une propreté douteuse ; ils étaient eux-mêmes mal tenus et mal nourris. Le petit malade, très affectueux envers sa mère, ses frères et sa sœur, les embrassait souvent. Un même peigne servait à tous ; tous eurent de l'impétigo, d'abord au cuir chevelu, puis à la face et même aux membres supérieurs.

Je l'ai dit dès le début, ces faits me paraissent autant d'arguments en faveur de la contagiosité ; mais, avant de les commenter et d'en tirer des conclusions, j'ai l'intention de rappeler brièvement l'opinion de ceux qui se sont occupés de la question et les raisons sur lesquelles elle repose.

En 1857, Devergie (1) admet, le premier, la contagiosité

______

(1) DEVERGIE. *Traité pratique des maladies de la peau*, 2ᵉ édit., 1857, p. 339.

de l'impétigo, particulièrement chez les enfants : il peut être communiqué, disait-il, « par contact de bouche à bouche d'enfant à enfant, ou d'enfant à adulte ». Sept ans plus tard, Tilbury Fox (1), essayant d'élucider définitivement la question, donna une description permettant de distinguer nettement l'impétigo contagieux de l'impétigo vulgaire d'origine lymphatique ou scrofuleuse ; il montra en outre, que la première variété était inoculable.

En 1871, Kaposi (2) reconnut également l'existence d'un impétigo de la face à la fois contagieux et parasitaire ; il le rattacha même à l'eczéma.

Plus tard (1877), M. E. Vidal (3), généralisant l'idée de contagion, pratiqua dans les différentes formes des auto-inoculations qui réussirent dans plus de la moitié des cas. D'après lui, l'inoculabilité est le véritable critérium qui permet de distinguer l'impétigo de l'eczéma qui lui ressemble.

Aujourd'hui, ces idées sont admises à peu près par tout le monde (4). On reconnaît qu'il existe une forme d'impétigo contagieux, mais on ne va pas plus loin ; on n'a rien fait de précis pour déterminer cette forme au point de vue morphologique et connaître les conditions dans lesquelles elle se transmet.

(1) T. Fox. *British med. Journ.*, 1864 ; et *Skin diseases*, 3ᵉ édit., London, 1873, p. 223.

(2) KAPOSI. *Leçons sur les maladies de la peau*, traduites et annotées par E. Besnier et A. Doyen, 1881, t. I, p. 560 et 561.

(3) VIDAL (E.). *Inoculabilité de quelques affections cutanées* (Congrès international de Genève, 1877, et tirage à part, p. 11 et 13).

(4) HILLAIRET et GAUCHER. *Traité théorique et pratique des maladies de la peau*, 1885, t. I, p. 521 et 529. — Le professeur HARDY (*Traité pratique et descriptif des maladies de la peau*, p. 775) conteste l'existence de l'impétigo contagieux.

En citant encore deux noms, ceux de M. Zit (1), de Prague, et Comby (2), j'en aurai fini avec cet historique, que je ne puis donner au complet dans ce rapport où j'étudie l'impétigo, surtout au point de vue de l'hygiène. M. Comby a eu le mérite de montrer l'importance que peuvent présenter les localisations de l'impétigo sur les régions délicates et vulnérables, particulièrement les muqueuses oculaire, nasale et buccale. J'insisterai un peu plus sur le travail du médecin de Prague, parce que les faits qu'il renferme présentent une précision dans les détails qui lui donne une importance particulière dans la question.

M. Zit (qui, en cinq ans, a relevé 40 cas d'impétigo contagieux) a observé cette maladie dans 11 familles. Dans la première, pauvre, mal nourrie, mal logée, l'impétigo, pris à l'extérieur par un des enfants, est communiqué aux quatre autres et même au grand-père et à la grand'-mère.

Une seconde famille, également mal logée, se compose, outre le père et la mère, de trois enfants ; ils sont pris les uns après les autres.

Dans une maison ressemblant aux précédentes par la pénurie, la mauvaise disposition, la faible aération des pièces habitées, l'impétigo se développe successivement chez sept enfants d'une même famille et aussi chez la mère et la domestique.

(1) Zit. *Impetigo contagiosa bei Kindern* (*Arch. fur Kinderheilkunde*, 1887, T. VII, 3e cahier, p. 361 ; et analyse dans la *Revue de médecine de l'enfance*, 1887, p. 275).

(2) Comby. *Note sur quelques formes et localisations de l'impétigo chez les enfants*, 1887, *France médicale*, 1887, p. 1831.

Dans les autres familles, les choses se passent sensiblement de la même manière ; ce sont presque toujours de pauvres gens, dont l'hygiène est défectueuse, dont les enfants sont peu surveillés, mal tenus ; il n'y a guère de différence qu'à propos du nombre des cas et des renseignements sur l'origine même de la maladie. Une petite fille d'un faubourg de Prague la rapporte, comme les enfants dont nous avons parlé, de l'école où elle va ; il paraît que l'éruption était chose si commune dans ce milieu, que la maîtresse avait elle-même des pustules sur les doigts (6ᵉ famille). Dans un autre cas, c'est encore de l'école qu'est venue la contamination (8ᵉ famille). A la polyclinique du docteur Zit, un étudiant prend une éruption des doigts après avoir touché les croûtes ou les pustules d'une des malades dont l'observation est rapportée (11ᵉ famille).

L'impétigo, dira-t-on, n'est pas une maladie grave ; on peut la mépriser et lui laisser la libre pratique dans tous les milieux, même dans les écoles populaires ; il est peu probable que, si jamais l'on soumet une pareille proposition au suffrage des mères de famille d'une circonscription scolaire, elle réunisse la majorité, tant la perspective de voir leurs enfants défigurés par un exanthème disgracieux leur sourira peu. Une maladie même superficielle, même bénigne, est toujours un accident que l'on doit éviter par tous les moyens, surtout par les moyens rationnels et peu dispendieux.

Pour l'impétigo, c'est chose facile, car ce n'est point une affection insidieuse et hypocrite qui se dissimule sous le masque d'une autre, ou se propage pendant les incertitudes d'une période d'invasion longue et mal caractérisée ; c'est, au contraire, pour tous les praticiens, une vieille connaissance dont un seul coup d'œil donné même en passant permet de constater l'identité. En quelque point du corps qu'il se développe, il y débute par des pustules disséminées ou discrètes qui se dessèchent, se rompent et sont suivies de croûtes dont la coloration varie du jaune miel au vert épinard ou au brun. L'éruption se fait lentement; on a tout le temps nécessaire pour l'observer. Si on l'examine dès le début, on s'aperçoit qu'elle s'élève à la surface d'une macule primitive rougeâtre ; elle n'est pas douloureuse par elle-même ; c'est à peine si elle produit un peu de prurit ; mais, si on la gratte, si on l'irrite, à une sensation simplement désagréable se substitue une sensation pénible. Les croûtes sont rondes ou ovales, paraissent collées sur la peau ; elles se confondent en certains points par leurs limbes et se résolvent, pour ainsi dire, en plaques unies et larges d'autant plus épaisses que l'épiderme est lui-même plus épais dans la région où elles siègent. Chose curieuse, ces croûtes s'observent seulement sur les parties où l'enfant peut porter sa main, spécialement les parties découvertes ; il n'y a presque jamais d'impétigo sur l'abdomen, il n'y en a jamais sur le dos. Cette particularité de distribution semble bien indiquer qu'on n'est point en présence d'une éruption consécutive à une affection générale des humeurs organiques, mais bien d'une affection toute locale, transportée mécaniquement d'une région à une autre. Cette hypothèse est vraisemblable, car habituellement il n'y a pas, ou presque pas de fièvre.

L'impétigo, abandonné à lui-même, n'étant pas entretenu par des applications irritantes ou des grattages inopportuns, suit une marche bénigne. Les croûtes se détachent facilement, ne laissant après elles que des taches pigmentées ; jamais elles ne produisent de froncements cicatriciels.

La durée est relativement longue, surtout lorsque les parents sont négligents et ne nettoient les petits malades qu'à de rares intervalles.

Cette forme d'impétigo est contagieuse. Cela ressort nettement des faits rapportés dans ce travail.

A l'école, un enfant en est atteint ; après, le voisin est pris. Dans la famille de celui-ci, la maladie s'étend aux enfants d'abord, aux parents parfois, après une période d'incubation assez longue pour qu'il ne soit pas possible d'admettre l'explosion simultanée d'une même affection dyscrasique ou constitutionnelle. Les choses se sont ainsi passées à l'asile et à l'école de la rue Lacordaire. Dans trois cas typiques qui se présentent à la consultation de l'hôpital des Enfants-Malades, je fais une enquête soigneuse et je me trouve en présence de circonstances identiques. A Prague, Zit note la même chose dans les familles qu'il observe : l'impétigo vient plusieurs fois de l'école, passe d'un enfant aux autres, et même aux personnes qui en prennent soin ou sont le plus souvent avec eux.

On inocule l'impétigo et on obtient des éruptions correspondant aux points d'inoculation. L'observation montre qu'il passe d'un individu à un autre ; l'expérimentation prouve que chez le même individu, il peut être transporté artificiellement d'une région à une autre. Il me paraît difficile, en présence de pareils faits, de discuter ou même de mettre en doute la contagiosité.

On n'a pas trouvé l'agent pathogène ; cela ne prouve qu'une chose, que nos connaissances sont encore imparfaites.

Il me semble inutile d'insister longuement sur les conditions qui favorisent la transmission de la maladie. Les enfants chétifs, mal nourris, dont la peau est imparfaitement nettoyée, présentent un degré de réceptivité plus élevé que les autres ; les particules minérales ou organiques, les débris d'épiderme sont autant de causes de prurit et d'exulcérations mécaniques. Ces exulcérations facilitent l'inoculation comme la finesse même de la peau dans le jeune âge. Puis les occasions de contagion dans les salles d'asile et les écoles sont extrêmement fréquentes ; les taquineries, les caresses suffisent pour qu'elle ait lieu. Si la maladie siège sur le cuir chevelu, la mère la répandra infailliblement en se servant du même peigne pour tous ses enfants.

Est-il bien difficile d'éviter qu'elle se propage dans les asiles et les écoles? Je ne le crois pas. Tous les médecins-inspecteurs connaissent le tableau clinique dont j'ai essayé de reproduire les principaux traits, tous savent par quels caractères frappants on distingue l'impétigo des affections non contagieuses qui présentent avec lui une ressemblance superficielle. Au cuir chevelu, par exemple, on peut voir une séborrhée qui le rappelle, mais, en y regardant de près, on s'aperçoit vite que les croûtes qu'elle produit sont de véritables concrétions formées par des amas solidifiés de sécrétion huileuse qui coule d'une manière irrégulière et diffuse et lisse les cheveux comme une pommade.

Distinguer l'impétigo de la teigne tondante vésiculeuse ou compliquée d'autres éruptions, du pemphigus aigu, etc., c'est affaire du thérapeute et non de l'hygiéniste, car, comme ces maladies se communiquent de sujet à sujet, la prophylaxie est la même. Je ne parle pas de l'eczéma impétigineux dont la contagiosité n'est pas prouvée ; c'est une affection si parfaitement repoussante, que les directeurs d'écoles et les chefs d'institutions prescrivent, sans même prendre l'avis du médecin, un congé obligatoire aux enfants qui en sont atteints.

II

S'il est prouvé, comme je le crois, que l'impétigo dont j'ai parlé est contagieux, la conduite à tenir est indiquée. La création des salles d'asiles ou écoles maternelles, à côté des écoles primaires, a rendu d'incontestables services à la population ouvrière des grandes villes. Il serait fâcheux que ces établissements jouissent d'une mauvaise renommée au point de vue sanitaire, qu'outre les éléments de l'instruction correspondant à leur âge, les enfants en rapportassent des dermatoses, non pas mortelles, mais répugnantes et susceptibles d'être gagnées par leurs frères ou sœurs. Les autorités scolaires sont armées de règlements bien conçus, permettant de combattre et surtout de prévenir les propagations morbides par l'école.

« Les enfants chez lesquels le médecin-inspecteur, pendant sa visite, aura reconnu les symptômes d'une affection contagieuse, dit l'article 14 du règlement du 15 décembre 1883(1), seront immédiatement renvoyés chez leurs parents avec une lettre d'avis indiquant le motif de ce renvoi.

« Cette lettre fera connaître aux parents que l'enfant

(1) Inspection médicale des écoles primaires et des écoles maternelles publiques de la ville de Paris.

ne pourra être admis de nouveau dans l'établissement qu'après s'être présenté à la consultation du médecin-inspecteur et en avoir obtenu un certificat constatant que sa rentrée peut avoir lieu sans inconvénients. » Mais il est impossible d'exiger du médecin-inspecteur une étude de pathologie à propos de chaque maladie, de chaque école, de chaque enfant ; il est impossible d'exiger qu'avant de prendre une mesure, de délivrer un certificat, il ait fait un travail préparatoire d'observations, de recherches et de critiques pour se former une opinion personnelle sur les points au sujet desquels la science n'est pas encore tout à fait fixée. C'était le cas pour la contagiosité de l'impétigo.

On a suivi, pour l'inspection médicale des écoles une procédure irréprochable. Une instruction, rédigée par notre regretté collègue Delpech (1) et adoptée par le Conseil d'hygiène dans la séance du 22 août 1879, sert de guide aux médecins.

Depuis lors, une série d'instructions analogues ont été publiées par la Société de médecine publique et d'hygiène professionnelle : je n'en mentionnerai que deux : celle de M. Lailler (2) et celle de M. Thorens (3). Or l'empétigo n'est mentionné dans aucun de ces documents.

(1) Indication sommaire des premiers symptômes des maladies contagieuses qui peuvent atteindre les enfants de 2 à 14 ans admis dans les salles d'asile et les écoles primaires, 1879.

(2) LAILLER. *Instructions concernant les maladies contagieuses du cuir chevelu chez les enfants, à l'usage des parents, des instituteurs, institutrices et directrices d'écoles.* (*Revue d'hygiène et de police sanitaire,* 1886, p. 575.)

(3) THORENS. *Instructions sur les maladies contagieuses qui peuvent atteindre les enfants dans l'âge scolaire,* etc. (*Ibid.,* 1886, p. 835.)

Parmi les auteurs qui se sont occupés de l'hygiène scolaire et ont parlé de l'impétigo, je n'ai trouvé que M. Layet (1) et MM. Dubrisay et Yvon (2). Le premier recommande d'éloigner de l'école les enfants atteints d'impétigo. Les seconds sont également affirmatifs sur ce point : « L'affection, disent-ils, n'offre par elle-même aucun danger, mais elle est contagieuse et il est prudent d'éloigner de l'école les enfants qui en sont atteints. »

C'est depuis longtemps mon opinion. On m'objectera peut-être que toutes les formes ne sont pas contagieuses ; qu'à côté de la variété, signalée par Devergie et classée par Tilbury Fox, il y en a d'autres qui ne se donnent jamais ; qu'on n'a pas jusqu'ici trouvé un moyen satisfaisant de diagnostic différentiel ; qu'enfin en excluant toutes les formes on s'expose à porter préjudice aux progrès d'enfants atteints d'une dermatose légère et sans danger pour leurs voisins. C'est ce que je disais à l'Académie de médecine lorsque j'ai proposé (3) de rayer la pelade du cadre des maladies contagieuses et de considérer les enfants qui en sont atteints comme sujets seulement à caution et non comme dangereux. Il y a pourtant une différence, c'est que pour distinguer les maladies du cuir chevelu qui ressemblent à la pelade et se transmettent de celles qui ne se transmettent pas, on a des procédés presque infaillibles de recherche ; puis, j'ai défendu seulement les enfants et les jeunes gens arrivés à

---

(1) LAYET (Alix). Article *École* du *Dict. encycl. des sciences méd.* 1re série, t. 32, p. 501.

(2) DUBRISAY et YVON. *Manuel d'hygiène scolaire*, 1887, p. 176.

(3) A. OLLIVIER. *Bull. de l'Acad. de méd.*, 27 déc. 1887.

l'âge où une absence prolongée de l'école est pour eux une calamité ; je n'ai jamais songé à étendre aux élèves des écoles enfantines le bénéfice des adoucissements que je proposais. Il y a d'ailleurs une différence sensible entre la durée de la pelade et celle de l'impétigo contagieux. Celui-ci est en général guéri après deux mois, tandis que la première maladie peut persister après un ou deux ans. Cette différence a son importance quand il s'agit d'appliquer une mesure quarantenaire.

Il me paraît donc indispensable :

1° De considérer comme contagieuses toutes les formes d'impétigo ;

2° De les placer sous le coup de l'article 14 de l'instruction préfectorale du 15 décembre 1883.

Si l'on veut aller plus loin et pousser la sollicitude jusqu'au sein même de la famille, on est à peu près désarmé ou du moins on ne possède guère qu'une arme, *l'instruction*. Recommander la propreté aux mères, les engager à ne point employer pour tous leurs enfants le peigne qui a servi à l'un d'eux ayant des croûtes dans les cheveux, etc., ce serait rationnel; je crains bien que ce soit lettre morte.

Je me borne donc à signaler une lacune et à exprimer le vœu qu'elle soit comblée.

J'ai montré qu'une affection manifestement contagieuse ne figure point dans l'instruction qui sert de guide aux maîtres, aux fonctionnaires chargés de veiller à la salubrité des écoles. Ce n'est malheureusement pas la seule ; à l'impétigo on pourrait ajouter le pemphigus et l'ecthyma dont certaines formes sont transmissibles.

J'ai donc l'honneur de proposer au Conseil que désormais les enfants atteints d'impétigo, d'ecthyma, même d'eczéma impétigineux, soient éloignés momentanément des écoles, et qu'ils ne puissent y rentrer que munis d'un certificat du médecin-inspecteur constatant leur complète guérison (1).

(1) Après la lecture de ce rapport, le Conseil d'hygiène, dans sa séance du 22 juin 1888, vota la proposition suivante :

« Le Conseil appelle l'attention des médecins-inspecteurs des écoles sur la contagiosité possible de l'impétigo et de l'ecthyma chez les enfants qui fréquentent les asiles et les écoles communales ; et sur l'opportunité d'exclure des asiles et écoles les enfants atteints de cette affection. »

LE CHOLÉRA INFANTILE

SA DIFFUSION ÉPIDÉMIQUE A PARIS EN 1887. -- SES CAUSES. — SA NATURE. — MESURES PROPHYLACTIQUES A PRENDRE CONTRE SON DÉVELOPPEMENT.

Dans le cours de l'été 1887, une épidémie de choléra infantile enlevait par semaine, à Paris, près de 125 enfants âgés de moins de deux ans. Chargé par vous d'étudier les circonstances qui avaient accompagné le début de cette épidémie et de chercher les moyens de prévenir, autant que possible, le développement ultérieur d'épidémies de même nature, j'ai l'honneur de vous communiquer les résultats de mon enquête (1).

Voici l'ordre que je compte suivre :

1° J'exposerai la relation pure et simple de l'épidémie, j'indiquerai sa durée et les causes que j'ai pu relever ;

2° Je discuterai la nature de la maladie à l'aide des documents que j'ai recueillis et de ceux qui existent dans la science, car cette discussion est indispensable pour servir de base à l'établissement de mesures prophylactiques rationnelles :

3° Enfin, je proposerai les mesures que me paraît

(1) Rapport présenté au Conseil d'hygiène et de salubrité du département de la Seine, le 11 mai 1888.

nécessiter la fréquence véritablement effrayante de cette maladie dans notre grande cité.

Si j'ai attendu aussi longtemps pour présenter ce rapport, c'est que je tenais à le faire à une époque de l'année voisine du moment où la diarrhée des enfants a son maximum de fréquence et, par conséquent, où l'urgence de mesures prophylactiques paraît le plus frappante.

I

§ 1er. — L'épidémie qui avait débuté dans les premiers jours de juillet finit avec le mois de septembre.

Sur les graphiques dont je parle plus loin, et qui montrent, pour chaque année depuis 1881, la marche du choléra infantile à Paris, il est facile de voir que c'est tous les ans à peu près la même chose; il y a tout au plus des variations de quinze jours dans l'époque du début, c'est-à-dire que celui-ci a lieu parfois vers le 15 juin au lieu du 1er juillet ; il est probable que la moyenne de la température ambiante joue un rôle important dans cette particularité.

Les *Bulletins de la Statistique municipale* accusent :

Pour l'année 1881 un nombre total de 4,926 décès.

—	1882	—	4,957	—
—	1883	—	4,678	—
—	1884	—	4,803	—
—	1885	—	3,881	—
—	1886	—	5,446	—
—	1887	—	3,659	—

A partir de 1881, on aurait pu croire, jusqu'en 1886, la maladie régulièrement en décroissance. Or, l'été de 1886

fut exceptionnellement chaud, malgré les pluies fréquentes d'une partie du mois de juillet et du commencement
d'août. La température resta constamment élevée, surtout à partir du 15 août jusqu'au milieu de septembre.

Comme les *Bulletins de la Statistique municipale* par-
lent exclusivement d'athrepsie et de gastro-entérite, il
est possible que des maladies chroniques du tube digestif, distinctes du choléra infantile tel qu'on le décrit aujourd'hui, aient été rangées sous cette rubrique ; mais la
même cause d'erreur existe pour toutes les années men-
tionnées, elle ne saurait donc modifier notablement les
proportions. Les courbes que nous donnons montrent
d'une manière saisissante l'élévation du nombre des
cas.

C'est le 10 juillet 1877 que je fus invité, par avis offi-
ciel, à faire une enquête sur la diarrhée cholériforme
alors régnante, et le dernier bulletin que j'ai reçu est du
30 septembre de la même année. Dans le cours de ces
trois mois, la maladie a enlevé près de 1,500 enfants. Je
n'ai pu faire une enquête minutieuse qu'à propos des cas
qui m'ont été nominativement signalés : il y en a eu 88.
Ce nombre doit être diminué de deux unités, parce que
deux enfants qui avaient, disait-on, succombé à la diarrhée saisonnière étaient morts de toute autre cause. Une
fillette de six ans fut prise, après avoir mangé beaucoup
de fruits, d'une diarrhée glaireuse, puis sanguinolente ;
malgré tous les soins qui lui furent donnés, elle succomba au bout de quatre jours. Tout fait supposer qu'il s'agissait d'une dysenterie grave et non d'un choléra saisonnier.
L'autre enfant était un petit garçon de quatorze mois
qui avait présenté du strabisme, des convulsions et des

paralysies partielles. La diarrhée ne s'était montrée chez lui qu'après l'administration de deux purgatifs. Les premiers symptômes sont ceux d'une méningite ; la diarrhée n'était qu'un épiphénomène dû au traitement.

Restent 86 cas. D'après les renseignements que j'ai pu recueillir près des parents, on avait observé chez tous les malades une diarrhée profuse, d'une durée variable, verte d'abord, puis séreuse, s'accompagnant de vomissements alimentaires, bilieux et séreux, d'une soif inextinguible, d'une suppression des urines, d'une altération profonde des traits, enfin, de refroidissement, de convulsions, de collapsus. Parfois ces phénomènes étaient apparus brusquement et avaient tué les malades en quelques heures. Il est facile de reconnaitre dans ce tableau clinique les caractères classiques des affections réunies sous les noms génériques de gastro-entérite, athrepsie foudroyante, diarrhée cholériforme, choléra infantile.

Il eût été préférable, sans aucun doute, de faire porter l'enquête sur l'ensemble des cas. Pour une seule personne c'était matériellement impossible. En second lieu, l'Administration n'était pas toujours avisée en temps utile ; le plus souvent, elle ne l'était pas du tout. Faut-il conclure de là que les renseignements fournis par les 86 faits que j'ai réunis ne permettent de tirer aucune conclusion ! Je ne le crois pas. Ces faits ont été pris au hasard, dans presque tous les quartiers, sans idée préconçue. Il me semble qu'on peut admettre qu'ils donnent une image réduite de l'épidémie entière. Leur nombre relativement faible m'a permis de noter, à propos de chacun d'eux, une foule de particularités intéressantes pour le médecin et et pour l'hygiéniste.

§ 2. — Nous allons examiner la répartition des cas suivant les arrondissements, suivant le sexe et l'âge, et signaler quelques particularités de la maladie ; puis nous
discuterons son étiologie.

Répartition des cas suivant les Arrondissements.

IIIᵉ arrondᵗ. 2 cas.	Quartier	{	des Enfants-Rouges, 1. des Archives, 1.	
IVᵉ	— 1 —	—	Sainte-Marie.	
Vᵉ	— 8 —	—	du Val-de-Grâce, 4. du Jardin-des-Plantes, 2. Saint-Victor, 1. de la Sorbonne, 1.	
VIᵉ	— 1 —	—	de l'Odéon.	
VIIᵉ	— 1 —	—	Saint-Germain.	
Xᵉ	— 2 —	—	Saint-Martin, 1. St-Vincent-de-Paul, 1.	
XIᵉ	— 5 —	—	Saint-Ambroise, 1. de la Roquette, 4.	
XIIᵉ	— 3 —	—	des Quinze-Vingts, 2 de Bercy, 1.	
XIIIᵉ	— 31 —	—	de Croulebarbe, 6. de la Maison-Blanche, 7. de la Salpêtrière, 7. de la Gare, 11.	
XIVᵉ	— 2 —	—	de Plaisance.	
XVᵉ	— 1 —	—	de Grenelle.	
XVIIᵉ	— 2 —	—	des Batignolles.	
XIXᵉ	— 1 —	—	des Carrières-d'Amérique.	
XXᵉ	— 26 —	—	de Charonne, 6. du Père-Lachaise, 12. de Belleville, 8.	

Pour interpréter complètement cette statistique, nous devons faire remarquer que les arrondissements les plus éprouvés ont été le XIIIᵉ et le XXᵉ. Ce ne sont pourtant pas ceux de Paris où la population est la plus dense, tant s'en faut ; ainsi dans le XIIIᵉ (quartier de la Gare), où il y a eu le plus de décès, le coefficient, par rapport à la superficie, est de 133.9 habitants par hectare, tandis que dans le quartier que j'habite (Saint-Thomas-d'Aquin), et qui ne figure pas dans mon tableau, parce que je n'ai pas eu à y faire d'enquête à propos d'un seul cas, il y a 339.7 habitants par hectare, et ce n'est pas un des plus agglomérés de Paris.

Le XIIIᵉ arrondissement est relativement bien situé, parcouru par des voies spacieuses. On pourrait, il est vrai, invoquer une cause d'insalubrité qui lui est spéciale : le cours de la Bièvre et ses émanations si nuisibles à d'autres points de vue (1). Certains auteurs ont rattaché la diarrhée infantile épidémique à des conditions analogues. « M. Johnston, officier sanitaire de Leicester, disait en 1883 le docteur Balard (2) dans une courte communication sur ce sujet, explique sa fréquence dans la ville par des exhalaisons se dégageant des égouts. » Mais la Bièvre ne saurait être mise en cause. Depuis son entrée à l'intérieur des fortifications jusqu'à son embouchure dans la Seine, elle traverse successivement les quartiers de la Maison-Blanche, de Croulebarbe, du Jardin-des-Plantes,

____

(1) RIVES. *Étude sur les causes d'insalubrité spéciales au quartier de la Maison-Blanche. Vallée de la Bièvre. Travaux d'assainissement, etc.* Paris, 1887.

(2) BALARD (Edwards). *The Brit. Med.*, 1883, aug., p. 363. Analysée in *Rev. d'hydrologie médicale*, 1884, n° 7, p. 11.

e t de Saint-Victor. Plus elle s'avance, plus elle devrait être insalubre, car elle reçoit dans son parcours les résidus d'établissements industriels *intra-muros* encore nombreux (tanneries, mégisseries, etc.). Le chiffre de la mortalité, par le fait de la maladie dont nous parlons, n'est pas plus élevé dans le quartier Croulebarbe et le quartier de la Maison-Blanche que dans les autres parties du même arrondissement ; dans les quartiers du Jardin-des-Plantes et Saint-Victor il est à peu près insignifiant. On ne peut assigner qu'une cause à la fréquence relative des cas dans le quartier de la Gare, l'état social de la plus grande partie de la population : il y a là nombre d'ouvriers de fabriques, d'individus exerçant mille petites industries urbaines (chiffonniers, marchands de peaux de lapins, etc.), toutes plus insalubres les unes que les autres ; c'était le quartier de la cité Doré qui eut son heure de célébrité dans les fastes de la misère.

La prédominance des décès dans le quartier du Père-Lachaise, pour le XXe arrondissement, tient probablement à une cause analogue : les hauteurs de Belleville, les alentours du lac Saint-Fargeau, même la plus grande partie de Charonne, représentent, au point de vue hygiénique, de véritables localités idéales, si on les compare au fouillis de ruelles, de carrefours, des cités ouvrières de Ménilmontant.

Répartition des cas suivant les mois.

Juillet (du 10 au 31) . . . . 19 cas.
Août . . . . 57 —
Septembre . . . . 10 —

En supposant que la proportion ait été la même pendant les dix premiers jours de juillet que pendant les derniers, nous [avons pour le mois tout entier un total de 29 cas. La prédominance a été très marquée dans le cours du mois d'août (57 cas). Ce mois, qui avait commencé par des orages terribles, a été le plus chaud de l'année, tandis qu'en septembre la température s'est vite et régulièrement abaissée.

Répartition suivant le sexe et l'âge.

```
Garçons . . . . . . . . . . . . . . . . . . .  42
Filles . . . . . . . . . . . . . . . . . . . .  44
```

Le sexe ne paraît donc pas créer de prédisposition. Au point de vue de l'âge, nous trouvons :

```
Enfants âgés de 15 jours . . . . . . . . . . .   6
      —       —    1 mois . . . . . . . . . .  13
      —       —    2   —   . . . . . . . . . .   6
      —       —    3   —   . . . . . . . . . .  10
      —       —    4   —   . . . . . . . . . .   6
      —       —    5   —   . . . . . . . . . .   3
      —       —    6   —   . . . . . . . . . .   5
      —       —    7   —   . . . . . . . . . .   6
      —       —    8   —   . . . . . . . . . .   6
      —       —   10   —   . . . . . . . . . .   4
      —       —   11   —   . . . . . . . . . .   2
      —       —   12   —   . . . . . . . . . .   8
      —       —   14   —   . . . . . . . . . .   2
      —       —   16   —   . . . . . . . . . .   1
      —       —   17   —   . . . . . . . . . .   2
      —       —   18   —   . . . . . . . . . .   2
      —       —   21   —   . . . . . . . . . .   2
      —       —   24   —   . . . . . . . . . .   2
                                              ———
                         TOTAL : . . . . .     86
```

Le plus fort contingent est fourni par les très jeunes enfants. Dans l'enquête que j'ai faite, il n'y a pas eu d'enfants de plus de deux ans.

Particularités présentées par la maladie.

Durée :

8 heures	1	cas.
12 —	1	—
18 —	2	—
20 —	4	—
24 —	12	—
36 —	8	—
48 —	26	—
3 jours	20	—
4 —	5	—
5 —	4	—
6 —	1	—
7 —	1	—
8 —	1	—
TOTAL	86	cas.

Les cas vraiment foudroyants, c'est-à-dire qui tuent en moins de vingt-quatre heures, forment une faible proportion $\frac{8}{86}$, soit : 9.3 0/0.

La plus forte proportion des décès arrive le deuxième et le troisième jour, $\frac{46}{86}$, soit : 53.4 0/0.

La durée moyenne de la maladie, calculée d'après les durées particulières de 86 cas, serait de 56 heures, soit 2 jours 8 heures (nombre total des heures pour tous les enfants : 4,864).

Par conséquent, on est autorisé à dire que le choléra infantile cause la mort, en général, entre deux et trois jours ; c'est ce qu'admettent la plupart des auteurs qui se sont occupés de la question.

§ 3. — Cette statistique, malgré ses lacunes, nous a fourni des notions peu nombreuses mais précises, dont nous pourrons tirer profit au point de vue de l'étiologie et de la maladie, en les rapprochant de notions recueillies par d'autres dans des conditions analogues. Nous pouvons les résumer ainsi :

Le choléra infantile — qui règne endémiquement à Paris — est bien plus fréquent dans les mois d'été qu'à aucune autre époque de l'année ; les cas sont d'autant plus nombreux que la température moyenne est plus élevée.

La maladie frappe surtout dans les parties de la ville habitées par une population pauvre, mal nourrie et peu soigneuse.

Elle est plus fréquente chez les jeunes enfants et devient rare à partir de deux ans.

Insistons sur quelques-uns de ces points.

La qualification de maladie saisonnière donnée à cette forme de diarrhée est juste ; mais elle est vague, si vague qu'il est impossible d'en tirer parti au point de vue pratique. On ne peut pas conseiller à la fraction de la population dans laquelle elle sévit, des émigrations périodiques vers le nord, de manière à fournir aux nouveau-nés un perpétuel printemps. Je ne crois pas, pour mon compte, que l'augmentation de la mortalité tienne à des conditions mésologiques proprement dites. La muqueuse intestinale peut fonctionner aussi régulièrement à une température de 28° que par une journée d'hiver, pourvu que l'alimentation soit également salubre, également assimilable dans les deux cas. L'alimentation, voilà le facteur le plus important, le facteur essentiel de la santé de l'enfant; qu'elle soit de mauvaise qualité, ou en trop grande quantité, mal adaptée, il est presque certain qu'elle provoquera des troubles gastro-intestinaux, dont le degré et la gravité varieront avec l'intensité de l'insultus primordial et la résistance du petit malade. Dans aucune saison de l'année les altérations des aliments ne sont aussi prononcées que pendant les mois dont nous avons parlé. Les classes sociales, dans lesquelles on relève le plus de cas de choléra infantile, sont précisément celles qui peuvent le moins se protéger contre l'action de cette cause, soit par suite de la misère, soit par suite de leur négligence de toutes espèces des lois de l'hygiène, même des soins de propreté. Que le lait acheté aux débitants soit moins bon à ce temps des chaleurs caniculaires, que ce lait s'altère plus vite dans les capharnaüms sordides des impasses qui avoisinent le boulevard de la Gare, ce sont là des faits si connus qu'il suffit de les rappeler.

Cette augmentation estivale thermique de la diarrhée n'est pas particulière à l'année 1887 ni aux milieux dans lesquels j'ai observé. Voici du reste une courbe destinée à montrer la relation qui a existé cette année-là entre le nombre des décès par diarrhée infantile et la température ambiante.

ANNÉE 1887

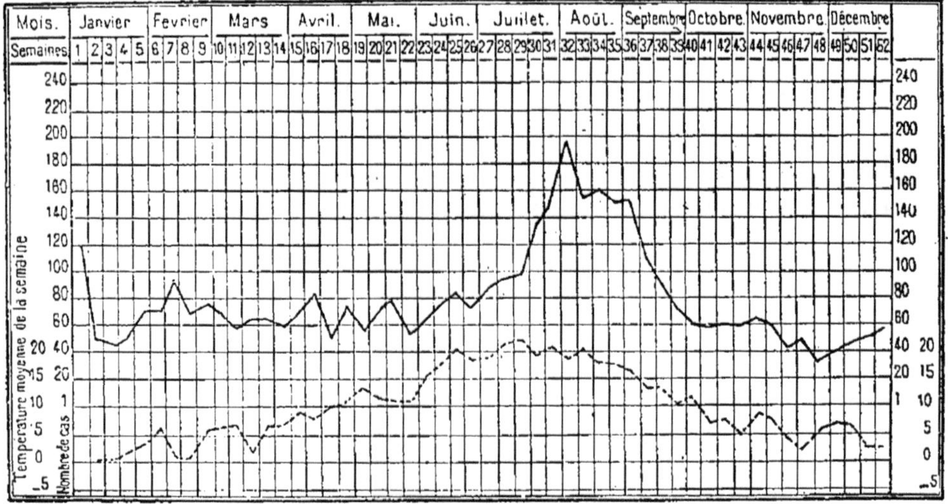

——————— Courbe des décès par 100.000 hab. à Paris (Enfants de 0 à 2 ans.
— — — — Courbe de la température (moyenne par semaine).

J'ai dressé des courbes analogues à l'aide des éléments fournis par le Bulletin de la statistique municipale depuis 1881. Il me paraît inutile de les reproduire ici. Elles représentaient comme la précédente :

1° Le nombre des décès par 100,000 habitants.

2° Les températures moyennes à Paris pour chaque semaine.

Ces graphiques montrent, par le parallélisme presque constant des deux courbes, que les ravages du choléra infantile croissent et décroissent avec la température.

Nos courbes, si instructives qu'elles soient, laissent subsister une lacune : elles donnent le chiffre de la mortalité, mais non celui de la morbidité. Quelques-uns de ceux qu'atteint le mal guérissent; mais le nombre des guérisons, comparé à celui des décès, est bien faible. On est à peine autorisé à répéter avec le poète :

Ils ne mouraient pas tous, mais tous étaient frappés ;

car le choléra infantile enlève la plus grande partie de ceux qu'il atteint.

Je dois à l'extrême obligeance de M. Drouin, secrétaire général de l'Administration de l'Assistance publique, le tableau suivant, qui donne exactement le nombre des enfants traités dans les trois hôpitaux spéciaux (Enfants-Malades, Trousseau et Enfants-Assistés) pour de la diarrhée infantile pendant l'année 1887, et le nombre de ceux qui ont succombé. Je rappellerai qu'on peut prendre en bloc tous les cas réunis sous les noms d'athrepsie, gastro-entérite, choléra infantile, diarrhée cholériforme, parce que dans tous il s'agit vraisemblablement du même processus.

Statistique de diverses maladies observées pendant l'année 1887 dans les hôpitaux et à l'hospice des Enfants-Assistés.

	NOMBRE D'ENFANTS DE 0 A 3 MOIS									
	1er trimestre		2e trimestre		3e trimestre		4e trimestre		ANNÉE 1887	
	ADMIS	DÉCÉDÉS	ADMIS	DÉCÉDÉS	ADMIS	DÉCÉDÉS	ADMIS	DÉCÉDÉS	ADMIS	DÉCÉDÉS
Athrepsie	73	70	37	32	16	14	13	10	139	126
Gastro-entérite....	»	»	1	1	»	»	»	»	1	1
Choléra infantile..	»	»	1	1	»	»	»	»	1	1
Diarrhée ou entérite cholériforme.	3	2	3	2	11	3	19	2	36	9
Total ...									177	137

	NOMBRE D'ENFANTS DE 3 MOIS A 1 AN									
	1er trimestre		2e trimestre		3e trimestre		4e trimestre		ANNÉE 1887	
	ADMIS	DÉCÉDÉS	ADMIS	DÉCÉDÉS	ADMIS	DÉCÉDÉS	ADMIS	DÉCÉDÉS	ADMIS	DÉCÉDÉS
Athrepsie	13	13	5	4	14	13	3	3	35	33
Gastro-entérite....	»	»	1	1	»	»	»	»	1	1
Choléra infantile..	»	»	»	»	»	»	»	»	»	»
Diarrhée ou entérite cholériforme.	2	1	4	»	11	3	8	1	25	5
Total ...									61	39

	NOMBRE D'ENFANTS DE 1 AN A 2 ANS									
	1er trimestre		2e trimestre		3e trimestre		4e trimestre		ANNÉE 1887	
	ADMIS	DÉCÉDÉS	ADMIS	DÉCÉDÉS	ADMIS	DÉCÉDÉS	ADMIS	DÉCÉDÉS	ADMIS	DÉCÉDÉS
Athrepsie	3	2	9	7	4	4	4	3	20	16
Gastro-entérite....	2	»	3	1	5	1	»	»	10	2
Choléra infantile..	»	»	1	1	»	»	1	1	2	2
Diarrhée ou entérite cholériforme.	4	1	2	»	6	2	4	1	16	4
Total ...									48	24

Il ressort de ce tableau que le nombre des cas est à peu près inversement proportionnel à l'âge et, qu'en revanche, le chiffre de la mortalité reste toujours très élevé.

Jusqu'à trois mois, ce chiffre est de $\frac{137}{177}$ soit : 77.45 0/0.

De trois mois à un an il est de $\frac{39}{61}$ soit : 63.93 0/0.

De un an à deux ans, il est de $\frac{24}{48}$ soit : 50 0/0.

Enfin, la proportion brute de la mortalité par diarrhée cholériforme de la naissance à l'âge de deux ans est, d'après le tableau ci-dessus, de $\frac{200}{286}$ soit : 69.93 0/0.

En plaçant au second plan l'influence pathogène directe de la chaleur, en supposant qu'elle touche surtout l'enfant de seconde main, parce qu'elle fait gâter ses aliments, je n'ai pas voulu dire que cette influence directe fût nulle et négligeable. Un bébé nourri peu judicieusement est ordinairement mal tenu, la peau fonctionne mal, la résistance nerveuse est moindre que dans les conditions ordinaires. Puis, l'été n'est pas seulement la saison des chaleurs, c'est aussi la saison des orages. Comment les perturbations atmosphériques de cette nature agissent-elles ? Est-ce par des modifications chimiques de la constitution de l'air atmosphérique ? Est-ce par les secousses que le dégagement de chaque étincelle électrique imprime aux couches d'air ? Je ne saurais le dire. Ce que je puis affirmer, c'est que les nouveau-nés, c'est que les petits malades sont extrêmement sensibles à l'influence des orages. Au cours de l'épidémie de 1887, plusieurs médecins ont vu des enfants en bas âge succomber dans les quartiers où il y avait eu de violents orages, et n'ont pas hésité à attribuer leur mort à cette cause. J'ai perdu ainsi, dans mon service d'hôpital, plusieurs enfants dont l'état était grave, mais non désespéré.

Le 30 juillet, 3 enfants succombent à peu près à la même heure, salle Sainte-Élisabeth : une petite fille de quatre ans, présentant les symptômes d'une méningite au début, symptômes encore imparfaitement développés et très incertains, meurt subitement sans un cri, sans une convulsion, circonstance rare dans les maladies de cette nature. Tout près d'elle, dans la même salle, se trouvait une athrepsique d'un an qui succombe aussi subitement.. A la salle Sainte-Anne, une petite fille de quatre ans, atteinte d'une broncho-pneumonie de moyenne intensité à la suite de la rougeole, meurt également sans phénomènes particuliers, bien que, quelques heures auparavant, elle ne présentât rien qui fit redouter l'asphyxie.

Ce jour-là, le samedi 30 juillet, un orage terrible avait éclaté sur toute la rive gauche ; de violents coups de tonnerre se succédèrent sans interruption pendant près d'une heure, et la foudre tomba sur plusieurs points rapprochés de l'hôpital des Enfants-Malades, en particulier sur l'école Saint-Nicolas, dans la rue de Vaugirard.

D'autres perturbations atmosphériques moins bruyantes peuvent avoir une influence tout aussi malfaisante. L'opinion populaire attribuant l'origine de beaucoup de diarrhées, même chez les adultes, à des refroidissements subits, n'est pas sans fondement. Les enfants, surtout ceux qui sont prédisposés par un état général peu satisfaisant ou une mauvaise hygiène, ont l'intestin plus vulnérable que les adultes ; une sortie inopportune au moment d'un changement de temps a causé plus d'une fois un catarrhe intestinal qui a pris rapidement le caractère chofériforme. Le 10 août 1887, le thermomètre baissa de plusieurs degrés. Le 11, on amena à ma consultation d'hôpital deux enfants atteints de choléra saisonnier en même temps que trois autres petits malades qui présentaient une anasarque et une albuminurie a *frigore*.

Il n'est pas toujours nécessaire que le temps se refroidisse ; un séjour de quelque durée, par une belle journée, dans un courant d'air un peu frais, est très dangereux pour les enfants. Une femme, qui nourrissait sa fillette âgée de huit mois, eut la malencontreuse idée de faire une station prolongée avec sa concierge sous la porte cochère de la maison, pour voir quelques-unes des péripéties de la fête du 14 juillet dans son quartier. Cette personne était robuste, l'enfant venait bien. Dans la nuit, celle-ci eut des selles fréquentes, et vingt heures plus tard elle était morte. Il est difficile de ne pas admettre que le refroidissement de la soirée avait été la cause première et unique du mal.

J'ai vu aussi, à l'époque des chaleurs, certaines pratiques peu judicieuses, mais presque toujours inoffensives à un autre moment, aboutir à des catastrophes ; je veux parler de l'administration de drogues auxquelles recourent à propos de rien certaines personnes, tant elles sont persuadées que tout ce qui ressemble à un vomitif ou à un purgatif possède des vertus cabalistiques et est utile pour chasser la bile, ou régulariser la marche des humeurs, lorsque ces dernières sont, comme elles disent, en mouvement. Il y a là un danger réel. A cette époque de l'année, une diarrhée provoquée, qu'on espérait voir finir en quelques heures, se prolonge et peut s'accompagner des accidents que nous avons énumérés. On a si bien purgé le bébé que le choléra l'emporte ! Les choses se sont ainsi passées dans un cas relevé au cours de mon enquête. Il

s'agissait d'une petite fille de trois mois nourrie au biberon et qui venait bien. Un jour de la fin de juillet, le
malheur voulut que la sage-femme qui avait accouché la
mère vînt la voir par hasard. Elle trouve, dit-elle, « l'enfant pâlotte, un peu fatiguée, les traits tirés, la langue
chargée ; il faut la soigner, on ne saurait songer à la
laisser dans un pareil état ». Vite, on court chez le pharmacien chercher 30 grammes de sirop d'ipéca que la sage-
femme fait prendre en sa présence. La pauvrette vomit,
eut de la diarrhée verte ; le médicament agit si bien,
qu'au bout de quatre jours elle était morte d'une gastro-
entérite accidentelle qui finit comme un choléra infantile
spontané.

Je me résume : la chaleur contribue directement à favoriser le développement de la diarrhée estivale, parce
qu'elle fatigue l'enfant, diminue sa force de résistance,
amène une sorte de neurasthénie saisonnière. Elle y contribue d'une manière indirecte, beaucoup plus énergique,
en modifiant toujours dans un sens défavorable la nature
de ses aliments ordinaires. A la chaleur s'ajoutent, pendant l'été, les orages et les refroidissements inatten-
dus.

L'alimentation de l'enfant, nous l'avons prouvé, devient
mauvaise sous l'influence de la chaleur. Est-elle irréprochable à l'époque des températures moyennes ? Est-elle
seulement judicieuse ? A Paris, il n'y a malheureusement
pas deux réponses à faire à ces questions. La plupart des
enfants des classes nécessiteuses sont généralement
nourris d'une façon satisfaisante si l'on a égard à la quantité ; ils le sont d'une façon déplorable si l'on a égard à la
qualité et au mode d'administration.

La statistique va nous faire voir combien grande est l'influence du mode d'alimentation sur la mortalité.

ENFANTS ÉLEVÉS AU BIBERON		ENFANTS ÉLEVÉS AU SEIN	ENFANTS DE PLUS DE 12 MOIS ne tetant plus et ne prenant plus le biberon.
70 cas.		6	10
BIBERON SEUL	BIBERON et autre alimentation en même temps.		
50	20		
	86		

Le biberon fournit, comme on voit, le plus fort contingent, 70 cas, soit : 81.39 0/0.

Ces résultats pris en bloc sont instructifs ; ils le sont bien davantage quand on insiste sur le détail des faits. Dans un certain nombre de cas, les mères ont bien essayé de donner le sein ; mais, au bout d'un temps variable, généralement court, elles ont dû y renoncer pour des motifs divers. Ainsi, telle mère, aussi dévouée que possible, est obligée de cesser d'allaiter parce qu'elle est affaiblie et n'a plus assez de lait ; telle autre parce qu'elle a une excoriation du mamelon, etc., etc. Elles sèvrent leur enfant et le mettent au biberon. En hiver, au printemps et à l'automne la substitution est parfois sans inconvénients ; en été, c'est une cause fréquente de diarrhée pouvant devenir rapidement cholériforme ; dans plusieurs cas de mon enquête, j'ai relevé l'influence de cette cause.

Il me paraît inutile de relater les dangers bien connus du biberon, surtout de celui dont on se sert communément en France (nettoyage difficile, présence très fréquente, sinon constante, de végétations cryptogamiques, etc.). Il suffit, du reste, de jeter les yeux sur les rapports annuels présentés par M. le Préfet de Police au Ministre de l'Intérieur, sur la protection des enfants du premier âge, pour se rendre compte des effets désastreux de ce mode d'allaitement artificiel.

Si le biberon ne vaut rien, le lait ne vaut guère mieux, je parle du lait commercial. Au point de vue de sa composition chimique et de ses propriétés nutritives, il ne rappelle que de fort loin le liquide organique sécrété par la vache. On l'écrème, on l'additionne d'eau, on y mélange du bicarbonate de soude, etc. Il est presque impossible de dire, sans une analyse chimique correspondant à chaque cas, quelle mixture arrive au public à la suite de toutes ces sophistications. Il y a pourtant des degrés indiqués approximativement par les prix courants. Dans toutes les crémeries des quartiers ouvriers on trouve du lait à 20, 30 et 50 centimes le litre. Nombre d'enfants sont élevés exclusivement avec les deux qualités inférieures. Arrivé dans la famille, le lait n'est pas encore au degré de dilution nécessaire pour que le nourrisson puisse le prendre ; on le croit du moins. La mère, qui a entendu dire que le lait pur est trop fort pour les enfants de moins de six mois, le coupe avec un zèle louable. Or, le producteur avait écrémé parce qu'il est marchand de fromages à la crème ou de beurre en même temps que de lait ; il avait mouillé pour pouvoir livrer son article au même prix que son concurrent. Le crémier — souvent il y a un intermédiaire, le marchand de lait en gros — mouille à son tour. Combien mettez-vous d'eau, demandait un de mes confrères à la petite fille d'un de ces honorables commerçants ? « Je ne sais pas, Monsieur, répondit-elle, c'est papa qui fait cela. » On mouille le lait dans les établissements de détail, sans remords et sans hésitations. Les intéressés sont absolument surpris quand on prononce le mot de falsification à propos d'une simple addition d'eau (1).

Quelque chose de plus grave, c'est le mélange de bicarbonate de soude. Le lait, écrémé et mouillé, se conserve mal surtout pendant les chaleurs de l'été. On tient à sa réputation. Chaque laitier a son point d'honneur. Certains, dit M. Girard(2), emploient le bicarbonate de soude avec un tel succès qu'ils jouissent de la réputation de vendre du lait qui ne tourne jamais. La même opération avait été faite chez le fermier, et pour peu que chaque opérateur ait du zèle et la main un peu lourde, on arrive à des doses qui sembleraient excessives, si elles n'avaient été constatées à l'aide de méthodes rigoureuses.

Ces additions répétées, ajoute quelques lignes plus loin M. Girard (3), expliquent comment le Laboratoire a pu trouver jusqu'à 8 grammes de bicarbonate de soude dans un litre de lait.

Les pauvres mères ne se contentent même pas de mouiller : chacune a sa panacée, son infusion ou sa décoction rafraîchissante, dépurative, fortifiante, contre les gourmes, les maux de dents, etc. Ces petites recettes ne sont pas toujours anodines ; certaines d'entre elles, simplement laxatives pour un adulte, sont des véritables pur-

(1) Le *mouillage*, surtout à Paris, expose encore à un grave danger. Il peut introduire dans l'économie des germes typhoïdiques. Dans deux cas de fièvre typhoïde observés chez un enfant de douze mois et un autre de quinze, je crois avoir constaté cette étiologie.

(2) GIRARD. *Documents sur les falsifications des matières alimentaires et sur les travaux du Laboratoire municipal,* 1885, p. 291.

(3) Op. cit., même page.

gatifs pour les enfants ; par leur administration quotidienne, on arrive au catarrhe intestinal et nous savons trop comment il finit. Plus d'une fois, dans mon enquête, des mères m'ont exprimé de tardifs regrets sur ces pratiques qui leur avaient été conseillées par une voisine mal avisée, et dont elles reconnaissaient malheureusement trop tard les tristes effets.

Bien que le lait commercial à bon marché constitue la base de l'alimention des bébés dans les classes nécessiteuses de la population, certaines personnes un peu plus timorées, un peu plus défiantes, préfèrent s'adresser directement aux vacheries, espérant que là au moins elles auront des chances d'échapper à la savante dichotomie du mouillage. Je suppose qu'elles aient eu la main heureuse et soient tombées sur une vacherie honnète, dont les patrons ne pratiquent point ce petit tour de passe-passe qui consiste à traire devant le client dans un vase d'étroite encolure, lesté préalablement avec une quantité convenable d'eau. Le lait qu'elles achètent est-il toujours irréprochable ? Nullement. J'ai eu bien souvent l'occasion de constater, lorsque j'ai visité des vacheries, en qualité de délégué du Conseil d'hygiène, avec quel sans-gêne on traite la propreté dans la plupart de ces établissements. La litière est sale, les bêtes ont les trayons souillés. Chaque fois que je demandais pourquoi on ne les lavait pas, on me faisait la même réponse : « Ce serait trop long. » On ne saurait imaginer jusqu'à quel point les seaux sont mal tenus ! Ils restent dans l'étable exposés à toutes les souillures de l'air ambiant ; pas plus que le pis des vaches, ils ne sont lavés au moment de la traite.

Il ne faudrait pas croire qu'on mette la moindre discrétion dans le choix de la denrée qu'on livre. Tant qu'une vache donne du lait on le débite, qu'elle ait une pneumonie, qu'elle soit phtisique, ce qui est souvent le cas à Paris, qu'elle ait la fièvre aphteuse, peu importe. Le lait est mélangé et vendu ; il n'a guère de valeur nutritive et, de plus, il peut être cause du développement d'une maladie sérieuse ; j'ai indiqué naguère l'état de nos connaissances sur la transmission de la tuberculose par le lait (1) ; depuis lors, M. David (2) a attiré l'attention sur la possibilité de la communication de la fièvre aphteuse de l'espèce bovine à l'espèce humaine dans les mêmes conditions.

Cette nocuité du lait de Paris est mise en évidence à chaque instant. Un des enfants sur lesquels ont porté mes recherches était élevé à la campagne au lait de vache ; il est ramené à Paris ; on l'alimente de la même manière ; on s'occupe même de lui avec plus de sollicitude qu'auparavant. Cet enfant appartenait à une famille d'ouvriers aisés, était proprement tenu ; on ne lui donnait même pas du lait de la dernière qualité. Malgré tout, il fut pris de diarrhée verte dix jours après son retour et enlevé en 48 heures.

Parmi les 20 enfants de la seconde subdivision du premier groupe de notre tableau (enfants élevés au biberon et prenant en même temps une autre alimentation), nous en trouvons :

15 âgés de moins de six mois ;
5 âgés de six mois à un an.

(1) OLLIVIER (A.). *Rapport sur la tuberculose à Paris et saprophylaxie*, 1884, et *Études d'hygiène publique*, 1886, p. 113.

(2) DAVID (Th.). *La stomatite aphteuse et son origine. (Arch. gén. de méd.*, 1878, vol. II, p. 445.)

Indépendamment du lait on leur donnait, aux premiers comme aux seconds, des panades, des potages au gruau, au tapioca, du chocolat, etc. Une pareille alimentation est presque toujours mortelle dans les premiers mois de la vie ; elle aboutit à l'étiolement, aux troubles digestifs, au *gros ventre,* à la diarrhée et finalement au choléra.

Les enfants élevés au sein ont fourni, comme on l'a vu, un chiffre faible, 6/86 soit 6.97 0/0. Cette particularité a été signalée par tout le monde et à propos de toutes les épidémies. Je crois même qu'on aurait tort de prendre cette proportion pour normale. Dans tous les cas mentionnés ici, la diarrhée s'est développée à la suite de circonstances accidentelles retentissant sur l'alimentation et sur l'état général. L'un deux prend le sein d'une personne qui perd son propre enfant de broncho-pneumonie ; la santé du nourrison se ressent naturellement des préoccupations de la nourrice. L'impression que lui cause son propre malheur modifie les qualités de son lait ; l'enfant prend la diarrhée dont il meurt.

Un second appartenait à une famille plongée dans une misère noire ; à voir la mère, on se demandait comment elle avait pu allaiter pendant quatre mois. De plus, cet enfant était né avant terme.

Un troisième était nourri au sein et au *petit pot.*

Le quatrième cas est celui de la petite fille qui succomba à une diarrhée cholériforme a *frigore* constatée le 14 juillet.

Les deux derniers (enfants de 3 semaines et de 2 mois) avaient un catarrhe intestinal léger et moururent subitement pendant un orage.

En serrant de près ces faits, on est obligé de distraire ces six cas du nombre total des diarrhées d'alimentation, de telle sorte que la statistique nous conduit à cette conclusion qu'on peut soumettre aux méditations de toutes les mères : que les enfants élevés au sein ne meurent presque jamais du choléra infantile.

Les 10 cas restants constituent ce qu'on pourrait appeler le bilan des écarts de régime, écarts absurdes, incompréhensibles, auxquels je refuserais de croire si on ne me les accusait pas tous les jours. Une mère apporte à la consultation de l'hôpital de la rue de Sèvres un enfant débilité atteint de catarrhe aigu ou chronique des voies digestives, et dont le ventre est volumineux. Je lui demande à chaque fois :

Comment nourrissez-vous votre enfant ? — Au sein ou au biberon. — Puis ? — Avec un peu de panade. — Puis encore ? — Avec de la soupe grasse. — Est-ce bien tout ? Le plus souvent, ce n'est pas tout ; la viande, les pommes de terre, sont ajoutées au lait et à la soupe comme plus substantielles. Plus d'une fois la mère impatientée s'est refusée à parcourir un à un les degrés de cette gradation, et elle a coupé court à l'interrogatoire en répondant: Eh ! mon Dieu, l'enfant est affamé, il se démène et crie lorsque nous sommes à table ; nous ne voulons pas le voir souffrir, et nous le faisons manger comme nous.

Donner à un pauvre bébé de moins d'un an l'alimentation d'un adulte, c'est absolument comme si l'on voulait engraisser un animal herbivore avec de la viande crue (1).

(1) En 1870, mon collègue et ami le docteur Chalvet présenta à la Société de biologie plusieurs jeunes chiens du même âge, les uns allaités par la mère, les autres élevés au biberon, d'autres enfin nourris d'aliments autres que le lait. La différence de poids entre ces animaux était frappante. Cette différence ne pouvait tenir qu'aux différences d'alimentation,

Un de mes faits est relatif à un enfant d'un an qui, dès le huitième mois de sa vie ne prenait plus le sein ni le biberon ; on lui faisait manger des panades, des potages, du chocolat et même du pain ! Et dire que peut-être certains enfants mis à ce régime y résistent !

Dans les 9 cas qui forment avec le précédent la dernière série, les parents déclaraient, non sans une nuance d'orgueil, qu'ils donnaient une excellente nourriture à leurs enfants : plus il les voyaient débiles, alanguis, plus ils multipliaient les potages et les panades ; lard, charcuterie, viande bouillie ou rôtie, tout était bon pour ces pauvres êtres qu'on tuait ainsi lentement mais sûrement, dans l'espérance illusoire qu'on les fortifiait et qu'on les aidait à grandir.

Il y a une autre circonstance dont on ne tient presque jamais compte : c'est l'état du système dentaire. La mastication est une fonction indispensable à l'enfant comme à l'adulte. Quand elle s'exerce d'une manière imparfaite, le tube digestif en ressent vite et violemment les effets. Voici ce que je relève dans mes notes :

Un enfant de 15 mois, mort de choléra, mangeait de tout à table avec ses parents : il n'avait que 6 dents.

Même alimentation chez un petit garçon de 17 mois qui n'avait que 8 dents. Une diarrhée cholériforme, apparue peu de temps après un repas copieux de viande et de pommes de terre, l'enlève en 24 heures.

Le retard de l'évolution dentaire est une contre-indication absolue à l'usage des aliments solides.

(*Comptes rendus de la Soc. de biologie*, séance du 19 janvier 1870, 5ᵉ série, t. II, p. 18). Consulter aussi le mémoire suivant du même auteur : *Des moyens pratiques de prévenir la mortalité des enfants nouveau-nés*, 1870.

Un fait m'a frappé dans un certain nombre de cas, c'est l'absence de transmission d'individu à individu. Il est presque impossible de trouver des conditions plus favorables à cette transmission que celles que j'ai pu constater dans 12 cas. Il y avait dans les familles des enfants de moins de 2 ans autres que les petits malades, couchant dans les mêmes pièces qu'eux, exposés aux émanations des garde-robes et des linges souillés laissés à l'air libre parfois plusieurs jours de suite : le lait qu'ils buvaient, l'eau ou les décoctions dont on l'additionnait, n'étaient nullement conservés dans des vases clos. Les germes pathogènes, s'il y en avait, devaient se trouver répandus en grande quantité dans l'atmosphère, et se mélanger aux liquides alimentaires. Malgré cela, les autres enfants sont restés bien portants. La similitude d'alimentation n'a même pas suffi pour provoquer le développement de la maladie chez eux. Cette immunité tenait à ce qu'ils étaient plus âgés et plus vigoureux. Il est probable que si le choléra infantile était franchement contagieux, les choses se seraient passées autrement (1).

Je ne veux pas donner le détail de ces 12 faits, j'en citerai seulement quelques-uns des plus caractéristiques.

Un enfant de 8 mois est enlevé par la diarrhée cholériforme en 20 heures ; son frère âgé de 22 mois couchait dans la même pièce et à côté de lui ; il n'eut pas le moindre trouble digestif ni avant ni après la mort du malade.

---

(1) Il y a d'autant plus de raison d'admettre la non transmission, que mon enquête a été faite 5, 6 et quelquefois 7 ou 8 jours après la mort des petits malades ; et cela par suite du temps exigé pour que la notification de la cause du décès me parvînt par voie administrative.

Un autre enfant de 4 mois lutte pendant trois jours contre le choléra qui finit par l'enlever. La sœur, âgée de 2 ans, ne prend rien.

Chez un troisième, qui mourut seulement au bout de 6 jours, on ne prit pas plus que pour les précédents le soin d'enlever rapidement les linges souillés ou les déjections ; sa sœur, qui n'avait pas encore atteint sa deuxième année, resta bien portante.

Enfin deux autres malades moururent au bout de 6 et 8 jours, ils ne communiquèrent rien à leurs frère et sœur.

J'ai été un peu surpris en face de ces faits, car j'étais presque disposé au début à admettre le caractère contagieux de la maladie qui sévissait ainsi. Ils sont difficiles à concilier avec une pareille hypothèse. Du reste j'aurai l'occasion d'y revenir en discutant la nature du choléra infantile.

En résumé, l'analyse de nos 86 cas nous a montré comme causes efficientes communes de cette maladie :

1° Le mode d'alimentation et la qualité des aliments ;

2° L'influence de la température agissant directement, mais surtout indirectement par les changements qu'elle provoque dans la constitution même des substances alimentaires.

II

Si nous nous en rapportions exclusivement au nombre des décès enregistrés du mois de juillet au mois d'octobre 1887, nous admettrions que cette année-là nous nous sommes trouvés en présence d'une épidémie, et que tous les étés des épidémies analogues se développent à Paris.

Dans l'état actuel de nos connaissances on s'exposerait, en parlant de la sorte, à tomber dans l'équivoque. Le sens généralement accordé aujourd'hui au mot épidémie fait songer à une maladie transmissible d'individu à individu, quel que soit d'ailleurs le véhicule du contage, quel que soit le mode de contagion. Peut-on dire, en adoptant ce point de vue, qu'il y ait de véritables épidémies de choléra infantile ? Non, si c'est une maladie d'alimentation frappant simultanément un grand nombre d'individus placés dans des conditions, sinon identiques, du moins très analogues ; non, s'il n'existe pas dans les excrétions morbides un élément spécifique capable de se répandre au loin, de passer d'un organisme dans un autre, ou, pour employer une expression hippocratique, de contaminer les eaux, les airs et les lieux. On ne saurait donc résoudre définitivement la question d'épidémicité qui prime tout dans l'hygiène individuelle et la prophylaxie, sans discuter la nature même de la maladie, sans arriver sur ce point à une idée précise et vraisemblable.

Il est fâcheux qu'on ait employé dans la dénomination le mot « choléra » qui désigne aujourd'hui surtout la maladie asiatique ayant plusieurs fois ravagé l'Europe. Les enfants n'ont, par rapport à elle, aucune immunité. Si les nouveau-nés sont atteints un peu moins souvent que les autres personnes, cela tient à ce que les eaux dangereuses entrent pour une faible part dans leur alimentation et qu'elles ne sont employées le plus souvent que bouillies. Mais si le choléra estival se rapproche du choléra indien par ses dangers et une partie de ses symptômes, il en diffère absolument par ses origines, son développement et sa nature. Un médecin américain, Parrish (1), l'avait appelé, en 1826, maladie d'été (*Summer disease*). Ce terme avait l'avantage de n'impliquer aucune idée fausse sur son essence même ; mais il était vague et peu juste. La diarrhée dangereuse des jeunes enfants est plus commune en été qu'en hiver, mais elle n'est nullement propre à une saison ; toutes les statistiques le prouvent. Les ressemblances symptomatiques avec le choléra vrai sont nombreuses. Dans les deux cas, il y a des vomissements séreux, des garde-robes séreuses en grande quantité ; on a même noté la présence de grains riziformes. Le refroidissement des extrémités, la petitesse et la disparition du pouls, le collapsus final s'observent dans l'une comme dans l'autre affection. Lorsque beaucoup d'enfants d'une même ville meurent de diarrhée en temps de choléra, on peut se demander si ce n'est pas la maladie importée qui les enlève ; mais, en 1887, il n'y avait pas lieu de se poser cette question à Paris, car il n'y eut pas un seul décès par choléra asiatique.

Le choléra des enfants est spécial ; c'est un syndrome correspondant à des lésions connues ; mais il est difficile d'aller plus loin, et de dire si cette apparente uniformité du tableau symptomatique ne dissimule point des entités morbides différentes qu'il faut combattre par des moyens différents (2).

(1) PARRISH. Remarks on the Prophylactic and the Treatment of Cholera infantium. *The North american med. and surg. Journal*, 1826.

(2) Indépendamment des traités spéciaux des maladies des enfants, on pourra consulter sur cette question : TROUSSEAU. *Leçons de clinique médicale*, 1862, t. III. — LORAIN. Article *Choléra infantile* du *Nouveau dictionnaire de médecine et de chirurgie pratiques*, 1867, t. VII, p. 493. — PARROT. *De l'athrepsie*, 1877, p. 185. — DU CAZAL. Article *Diarrhée* du *Dict. encycl. des sciences médicales*, 1884, 1ʳᵉ série, t. XXIX,

A une époque où l'analyse des germes spécifiques a été poussée aussi loin qu'elle l'est de notre temps, il eût été extraordinaire qu'on eût négligé cette source d'information et qu'on n'eût pas cherché l'élément morbigène dans les selles diarrhéiques. Depuis 1884, surtout, cette recherche a été faite en Allemagne et en France. Dans un travail sur l'intestin étudié à l'état physiologique et à l'état pathologique, Nothnagel (1) décrivait entre autres schizomycètes un bacille particulier, différent du bacterium termo connu de vieille date, et lui attribuait une influence décisive dans le développement de la maladie, et cela avec d'autant plus de vraisemblance que plus le processus se prolongeait et prenait d'acuité, plus les bacilles étaient nombreux. On ne saurait dire que ces recherches, les premières pourtant, si l'on s'en rapporte à la date de leur publication, aient été antérieures à celles d'un autre médecin allemand, Baginsky (2). Celui-ci qui avait fait, il y a 12 ou 14 ans, une première étude sur les affections intestinales aiguës des enfants, affirmait, dans un ouvrage paru la même année que celui de Nothnagel, qu'il avait vu depuis longtemps le bacille décrit par lui, qu'il en avait montré des

<hr>

p. 159. — WIDERHOFER. Article *Choléra infantile* dans *Gerhardt: Handbuch der Kinderkrankheiten*, 1880, t. IV, 2° partie, p. 548. — EBSTEIN. *Der acute Breidurchfall der Sauglings und seine Behandlung*, in *Prag. med. Wochenschr.*, 1881, n° 33. — HENOCH (Ed.). *Leçons cliniques sur les maladies des enfants. Trad. franç. sur la 2° édition allemande*, par le D' Hendrix, Paris, 1885, p. 389. — COMBY (J.). *La diarrhée infantile* (*Bulletin médical*, 1887, p. 299).

(1) NOTHNAGEL. *Beitraege zur Physiologie und Pathologie des Darms*, 1884.

(2) BAGINSKY (A.). *Practische Beitraege zur Kinderheilkunde. Die Verdauungskrankheiten der Kinder*, 1884, p. 54 et 96.

préparations à ses assistants et à ses élèves, que s'il n'avait rien publié sur ce point, c'est qu'il avait commencé une série de recherches sur la physiologie et la pathologie du tube digestif dans le jeune âge, et qu'il ferait connaître les résultats obtenus par lui seulement lorsqu'il se croirait autorisé à les considérer comme définitifs.

Baginsky était d'accord sur un point avec son compatriote : c'est que le microbe qu'ils avaient vu tous les deux, qu'ils trouvaient en quantité extraordinaire dans les selles diarrhéiques, était un agent infectieux, probablement la cause réelle de la maladie.

Au mois de novembre de la même année, MM. Damaschino et Clado (1) présentèrent à la Société de biologie des préparations microscopiques et microphotographiques d'organismes constatés par eux dans les selles de très jeunes enfants atteints de diarrhée verte ; ces organismes avaient la forme bacillaire.

Trois ans plus tard, M. Hayem communiqua à l'Académie de médecine (24 octobre 1887) un travail fait dans son laboratoire par M. Lesage (2), travail dans lequel ce jeune et habile observateur décrivait un bacille spécial qu'il avait trouvé dans la diarrhée verte des enfants du premier âge. Il l'avait cultivé, isolé, inoculé aux animaux et avait

(1) *Comptes rendus de la Société de Biologie*, 1884, p. 636.
(2) LESAGE (A.). *De la diarrhée verte des enfants du premier âge* (*Bulletin médical*, 1887, p. 1089.) — *De la dyspepsie et de la diarrhée verte des enfants du premier âge.* (*Revue de médecine*, 1887, p. 1009 et 1888, p. 30.) — *Du bacille de la diarrhée verte des enfants du premier âge.* (*Arch. de phys. norm. et pathol.*, 1888, p. 212.) — A rapprocher de ces travaux : SEVESTRE. *Sur une forme de broncho-pneumonie infectieuse d'origine intestinale.* (*Bull. et mém. de la Soc. méd. des hôpitaux*, 1887, séance du 14 janv., p. 121.)

produit chez eux des diarrhées analogues à celles des
enfants.

Les organismes décrits par MM. Nothnagel, Baginsky,
Damaschino et Clado, Lesage, sont-ils identiques ? C'est
probable, mais on ne saurait l'affirmer aujourd'hui. Considérons le fait comme admis. Cette découverte démontre-t-
elle la spécificité du choléra infantile ? Démontre-t-elle que
le bâtonnet dont il est question est la cause unique et
constante de la maladie ? C'est ce que nous allons discuter.

Je n'ai pas la prétention d'élucider la question, encore
moins celle d'opposer à des recherches sérieuses et esti-
mables un scepticisme préconçu et de parti pris.

Il me semble pourtant que la présence de schizomycètes
dans les affections intestinales à diarrhée profuse, quelle
que soit leur nature, quelle que soit leur origine, est à
peu près de règle. Si l'on trouve dans la diarrhée a *frigore*
des adultes, par exemple, un organisme analogue, aussi
bien au point de vue biologique qu'au point de vue morphologique, à celui du choléra des enfants, c'est un argu-
ment formidable contre sa spécificité. Tous les observateurs que j'ai cités sont unanimes à admettre la présence du
bacille dans les selles diarrhéiques infantiles et à la surface de la muqueuse ; Baginsky l'a trouvé jusque dans
les glandes de Lieberkühn, mais aucun d'eux, que je sache,
n'a démontré qu'on le trouve exclusivement dans le choléra infantile et la diarrhée verte ; aucun d'eux n'a démontré que son développement est la cause véritable et efficiente de la maladie, que ce n'est point plutôt un de ses
effets ; que cet organisme ne s'est pas reproduit en si
grande quantité uniquement parce qu'il a trouvé dans les

sécrétions intestinales augmentées, modifiées, un milieu de culture éminemment propice.

Donc, en admettant l'unicité d'un bacille dans la maladie en question, en admettant qu'on le trouve toujours, qu'il n'y a pas même de dissentiment entre les observateurs sur son essence, nous restons en présence de cette indétermination, je ne dis pas insoluble, mais irrésolue jusqu'ici. Est-ce un effet? Est-ce une cause? L'altération des sécrétions intestinales peut retentir sur l'économie de bien des manières, affaiblir la résistance vitale d'êtres frêles encore par des procédés nombreux. Un milieu acide devient alcalin ou *vice versâ*, des ptomaïnes et d'autres produits de décomposition sont mis en liberté dans un canal aussi important que le canal alimentaire; c'est plus qu'il n'en faut pour engendrer un de ces cercles vicieux pathologiques dont on ne sort guère que par une catastrophe. Les liquides intestinaux sont altérés parce que sous l'influence d'une irritation ou d'irritations répétées la sécrétion se fait mal : plus on va, plus la sécrétion se fait mal parce qu'à chaque minute les causes d'irritation locale augmentent.

L'intérêt de cette question n'est point exclusivement doctrinal comme on pourrait le croire. Si le choléra infantile est contagieux, l'isolement domine la prophylaxie, et il est contagieux s'il est causé par un bacille susceptible d'être transporté au dehors, d'y vivre, ne fût-ce que fort peu de temps, et de rentrer dans l'organisme d'un autre individu.

Avant d'arriver par déduction à cette idée de la contagion, il est bon de demander des renseignements à l'observation vulgaire. Sans doute les recherches de laboratoire avec leurs instruments perfectionnés, leurs méthodes rigoureuses, leur ensemble de faits observés dans le même milieu et dans des conditions dont on est maître, comportent, lorsqu'elles sont faites consciencieusement, une forte présomption de vérité ; mais la simple et traditionnelle observation n'est pas non plus à dédaigner. Quand bien même on m'aurait démontré, par des examens microscopiques et des cultures, qu'une maladie doit être contagieuse, je continuerai d'admettre qu'elle ne l'est pas, si des individus, placés dans les meilleures conditions pour la prendre, continuent de se bien porter à côté de ceux qu'elle tue.

J'ai déjà dit ce que j'avais noté de plus frappant à propos de la contagion dans les cas sur lesquels a porté mon enquête. J'ai été obligé d'arriver à une conclusion formellement négative ; j'y suis même arrivé par une autre voie. J'ai eu souvent, en qualité de délégué du Conseil, à faire des enquêtes dans des cas de choléra nostras ou européen développé chez des adultes (1). Or, celui-ci n'est pas contagieux : jamais il ne m'a paru tel, et la plupart de ceux qui l'ont étudié jusqu'à ce jour ne le croient pas, plus que moi, transmissible. Le Français né malin... l'appelait au XVIIIe siècle *trousse-galant*, parce qu'il apparaissait très souvent à la suite d'excès nocturnes de toute nature. C'est un catarrhe gastro-intestinal suraigu, accidentel, qui aboutit au collapsus sous l'influence de conditions multiples individuelles ou causales (boissons froides, refroidissements, aliments altérés, etc.). Si la

(1) *Rapports généraux sur les travaux du Conseil d'hygiène publique et de salubrité*, 1872-1877, p. 88 ; 1878-1880, p. 129.

diarrhée estivale des enfants ressemble un peu au choléra indien, elle ressemble bien davantage au choléra nostras. Dans bien des cas, soudaine comme lui, correspondant comme lui à la saison chaude, elle est individuelle comme lui, et ne menace pas davantage les voisins du malade.

L'analogie est d'accord avec l'observation directe : les statistiques ne sont pas en faveur de la contagion ; l'analogie ne l'est pas davantage.

Avant que les recherches bactériologiques aient eu définitivement raison de ces deux objections, nous sommes obligés de nous en tenir à l'étiologie que nous avons indiquée plus haut, et de proposer des mesures prophylactiques réglées d'après elle.

III

Il suffit de renvoyer au tableau statistique donné au début pour démontrer la nécessité immédiate de la mise en vigueur de toutes les mesures d'hygiène qu'on peut supposer avec quelque raison capables de combattre efficacement un état morbide qui, pour plus de 4,000 enfants, aboutit chaque année à la mort et est un agent redoutable de dépopulation. La raison d'humanité, l'intérêt de la patrie comme celui de la société exigent qu'on l'étudie et qu'on le supprime, si c'est possible, ou tout au moins qu'on restreigne ses effets. Une partie des causes sont hors de notre portée ; j'ai déjà dit que nous ne pouvions rien contre l'action déprimante directe de la température. Pour le choix du mode d'alimentation et la nature des aliments, nous pouvons quelque chose, mais nous sommes loin d'être également armés dans les deux cas.

Lorsque l'enfant est nourri maladroitement, sans mauvaise intention, cette circonstance est en dehors de la compétence de l'Administration. Personne ne peut songer à créer des agents chargés d'aller voir si les mères nettoient bien les biberons, ou si elles ne coupent pas le lait avec des ingrédients capables de donner la diarrhée.

A l'ignorance, à la sottise, à la superstition, nous ne pouvons opposer que des avertissements. Nous ne devons pas craindre, je l'ai déjà dit bien des fois, de jouer le rôle de « la voix qui crie perpétuellement dans le désert », pour faire l'éducation hygiénique de la fraction la plus nombreuse de la population.

Ce qui tient à des sophistications, à la rapacité, tout cela peut être réprimé ; il faut le réprimer. Personne ne sait à combien de convois d'enfants correspondent les bénéfices illicites d'un crémier sans scrupules réalisés dans le cours d'un seul été ! Il faut faire des procès, toujours, quand même, partout, à ceux qui mettent de l'eau dans le lait ; plus les magistrats infligeront de milliers de francs d'amende et de mois de prison, mieux cela vaudra. Le falsificateur est un être nuisible qui veut gagner et gagne sans se préoccuper s'il tue ; c'est un contrebandier pire que ceux de la frontière, car, eux au moins luttent à main armée contre des hommes armés, tandis que l'honorable petit boutiquier qui double son gain sans bruit, sans course hasardeuse dans la montagne, en faisant tout doucement, en dehors des regards curieux du public et des agents de l'autorité, une cuisine très productive, répand presque sûrement la destruction, non pas parmi ses adversaires, mais parmi ses voisins et ses clients.

L'addition du bicarbonate est nuisible, il y a bien longtemps qu'on le sait. J'ai dit plus haut quelle énorme quantité avait été trouvée au Laboratoire municipal dans certains laits. Les falsificateurs le tiennent en médiocre estime, le Laboratoire municipal. C'est une institution diabolique, une entrave apportée à la liberté du commerce ! C'est vrai, quand on entend le commerce comme eux. Tous ceux qui considèrent la salubrité des denrées alimentaires comme une question vitale dans l'hygiène d'une grande ville, sont, au contraire, unanimes à rendre hommage aux services qu'il a rendus et qu'il rend chaque jour.

Mais le débitant de lait qui croit avoir réalisé un progrès sérieux en gardant bien liquide, pendant plusieurs jours, un lait écrémé et mouillé, comprendra difficilement comment certaines personnes peuvent regarder comme une chose nuisible un pareil progrès, d'autant mieux qu'il l'aide à grossir ses profits. Il n'y a qu'un moyen de faire vite son éducation à cet égard, c'est de lui dresser des procès-verbaux. Il n'y a qu'un endroit où il puisse bien apprendre l'action sur l'économie du bicarbonate de soude introduit dans le lait : à la police correctionnelle.

A cet égard la lumière est faite depuis longtemps. Le bicarbonate de soude n'empêche le lait de tourner que parce qu'il neutralise l'acide lactique à mesure qu'il se produit. Les mères qui croient bénévolement donner un aliment à leurs enfants, leur administrent un purgatif, et elles en répètent inconsciemment l'administration plusiers fois par jour. Quand elles font bouillir le lait, et cela arrive souvent, c'est pire encore ; à 70° le bicarbonate de soude perd de l'acide carbonique et se transforme en carbonate de soude ; plus on élève la température, plus cette transformation est marquée, de telle sorte que le lait de bon nombre de nourrissons de Paris est un apozème blanc dont le principe actif est le lactate de soude, un purgatif, en solution dans de la lessive pure et simple au carbonate de soude déjà purgative elle-même.

Le Conseil d'hygiène s'est, du reste, préoccupé de cette question à plusieurs reprises. En 1876, M. Bouchardat, chargé de l'étudier spécialement et ayant surtout en vue les avantages qu'offre la conservation du lait, admettait une tolérance de 50 centigrammes de bicarbonate de soude par litre. M. Girard (1) ne croit pas, non plus, qu'à cette dose il ait une influence sur les qualités du lait. Si elle n'eût jamais été dépassée, il n'y aurait certes pas lieu de soulever la question en présence de laquelle nous nous trouvons ; mais en admettant que depuis le premier jusqu'au dernier degré de l'échelle tout le monde respectât scrupuleusement le texte de la loi, nous aurions encore affaire à un fermier qui a tout intérêt à empêcher le lait de tourner, à un marchand de lait en gros qui a tout intérêt à empêcher le lait de tourner, à un crémier au détail qui a tout intérêt à empêcher le lait de tourner.

Nous n'avons ni le droit ni le moyen de refuser à l'un la tolérance que nous accordons aux autres. Il est donc bien entendu que s'ils peuvent démontrer qu'ils n'ont pas dépassé la dose réglementaire de 50 centigr., ils n'ont pas fraudé. L'addition trois fois répétée de 50 centigr. de bicarbonate de soude nous en donne 1 gr. 50 par litre. Il n'y a plus de fraudeur devant la loi, mais il y a dans le commerce

(1) *Op. cit.*, p. 291.

des laits nuisibles. « J'estime, disait M. Proust, dans un rapport adopté à l'unanimité par le Conseil (séance du 28 octobre 1887), que l'addition du bicarbonate de soude au lait, aliment de premier ordre, très souvent prescrit aux malades et aux enfants, ne doit être ni autorisée, ni tolérée. » C'est également mon opinion.

Les autres procédés de conservation ne représentent pas la perfection même ; ni les uns ni les autres ne permettent de remplir ce double *desideratum* : livrer au public un lait de bonne qualité, et ne pas le faire payer trop cher.

Le froid est un bon agent, malheureusement un peu cher, c'est-à-dire qu'on le considère comme tel étant donnés les bénéfices que produit actuellement le commerce du lait. Ceux qui emploient la réfrigération ont un *modus faciendi* ingénieux, ayant pour résultat la livraison au public du lait mouillé, appelé par euphémisme lait conservé à la glace. Leur manière de faire consiste à la mettre dans les vases au lieu de la placer autour d'eux. Malgré tout, la conservation par le froid vaut mieux que l'addition du bicarbonate de soude ; elle est excellente lorsqu'elle est faite en grand au moyen d'appareils frigorifiques.

La chaleur est également utile. A la température de l'ébullition les gaz du lait sont chassés, les ferments stérilisés ; il ne tourne plus. « L'usage de faire bouillir le lait, dit M. Girard (1), présente cependant quelques inconvénients. Si l'ébullition rend le lait moins altérable, c'est au prix de certaines modifications : la coagulation des matières albuminoïdes, notamment, rend le lait plus indi-

(1) GIRARD. *Op. cit.*, p. 290.

geste ; en outre, l'ébullition lui enlève le goût et l'onctuo-
sité qui sont particuliers au lait frais. »

« Il vaut mieux soumettre le lait à une température
comprise entre 85° et 90°; on évite ainsi une partie des
inconvénients précédents, tout en assurant la conservation. »

Il faut espérer que dans un avenir prochain la rapidité
des transports permettra d'avoir à la première heure et
plusieurs fois par jour, dans tous les quartiers de Paris,
du lait frais de bonne qualité, et cela grâce à la construction du Métropolitain que j'appelle de tous mes vœux, ne
fût-ce que pour la réalisation de l'espoir que je viens
d'exprimer.

J'ai insisté sur le lait importé ; ce que j'ai dit ailleurs
montre que le lait produit sur place ne vaut pas mieux.
Je ne saurais que répéter ici ce que je demandais naguère
à propos de la tuberculose (1) ; il faudrait ou expulser les
vacheries des grandes villes par mesure de police, ou orga-
niser un service d'inspection vétérinaire sérieux. M. le
docteur Mangenot (2) terminait un travail présenté l'année dernière à la Commission d'hygiène du XIII° arrondissement par des conclusions qui me paraissent bien
conçues et tout à fait pratiques. Il demande : « 1° que des
vétérinaires soient chargés de l'inspection hygiénique
et sanitaire des vacheries ; 2° que la tuberculose soit ins-
crite, au même titre que la péripneumonie, au titre Ier du
paragraphe 1 de la loi du 21 juillet 1881 ; 3° que chaque

(1) *De la tuberculose à Paris* (*Études d'hygiène publique*, 1866, p. 162).
(2) *Les Vacheries du XIII° arrondissement et leur lait*, 1887. Consulter aussi l'important rapport de M. A. Goubaux : *Rapport sur les Vacheries du département de la Seine*, 1886.

nourrisseur et tout débitant de lait aient un carnet qui devra être communiqué à toute personne le demandant, sur lequel les inspecteurs inscriront leurs observations, la date des prélèvements et le résultat des analyses des échantillons prélevés ; 4° que, outre l'analyse chimique, le Laboratoire municipal fasse l'analyse biologique des échantillons de lait à lui adressés par les vétérinaires sanitaires. »

Ces mesures seraient excellentes ; mais il serait préférable encore que l'industrie privée arrivât à créer autour de Paris un grand nombre de vacheries modèles dans lesquelles les animaux ne passeraient à l'étable que le temps strictement nécessaire.

J'ai dit industrie privée ; certaines personnes prétendent que si ces établissements étaient créés par les administrations publiques, ils fonctionneraient mieux ; c'est probable. Pour mon compte, l'intervention de l'administration municipale, à propos d'un fait qui intéresse à un si haut point l'hygiène publique, me paraît désirable à tous points de vue.

J'ai insisté sur le lait, parce que c'est principalement sur lui que la sollicitude de l'Administration peut s'exercer. Mais il s'en faut de beaucoup que l'alimentation de l'enfant par le lait de vache, même excellent, représente la prophylaxie idéale et définitive de la diarrhée cholériforme. Pour la prévenir sûrement et toujours, il n'y a qu'un moyen : l'allaitement aussi long que possible. Si la mère est faible, si elle est obligée de travailler au dehors pendant la journée, l'alimentation mixte par le lait de femme et le lait de vache vaut beaucoup mieux que l'allaitement exclusivement artificiel. Que celui-ci soit fait seul, ou qu'il soit fait en même temps que le premier, il exige des soins nombreux et particuliers, une propreté méticuleuse des biberons, chose difficile pour la plupart de ceux qu'on emploie aujourd'hui. Depuis quelques années, la sagacité des industriels s'est exercée sur ce point de l'hygiène infantile. Il existe des appareils excellents qui n'ont que le tort d'être peu répandus, peu connus ; leur avenir appartient à la publicité et à la spéculation industrielle. Espérons que de simplification en simplification on arrivera à un instrument parfait au point de vue hygiénique, accessible à tous par la modicité de son prix.

Les mères feront bien de ne pas sevrer pendant l'été, mieux vaut avant ou après ; il est toujours dangereux de changer le mode d'alimentation à l'époque de prédilection de la diarrhée cholériforme. Les prétendus succédanés du lait (farine lactée, etc.) ne peuvent remplacer le lait pour les enfants.

J'ai dit tout ce que l'on pouvait dire des panades, des bouillies, des potages ainsi que des aliments solides. Ils sont mauvais dans les six premiers mois de la vie ; les dents ne sont pas poussées, par conséquent la mastication est impossible. A cet égard, les enfants se trouvent dans des conditions analogues à celles des vieillards qui ont perdu les leurs ; j'ai vu souvent, à l'hospice des Incurables d'Ivry, des dyspepsies rebelles, des diarrhées regardées à bon droit comme suspectes, céder à une modification de l'alimentation telle que des substances demi-solides ou liquides étaient seules introduites dans l'estomac.

Une autre circonstance anatomique propre à l'enfant, c'est le développement imparfait de l'appareil glandulaire du canal digestif. Si les sucs sécrétés sont suffisants pour la digestion du lait, ils peuvent ne pas être aptes à préparer celle des aliments solides (Baginsky) (1).

Quand je pense que les parents des petits malades de l'hôpital de la rue de Sèvres auraient un remords s'ils n'arrivaient pas près de leurs enfants, quel que soit leur âge, les poches garnies de biscuits, d'oranges, de sucreries achetées à l'éventaire des marchands qui stationnent à la porte, je me demande de quelle manière on peut bien régler l'alimentation dans la plupart des familles populaires !

Arrivé à la fin de ce long rapport, je formule ainsi mes conclusions définitives :

La diarrhée cholériforme des enfants est presque toujours une maladie d'alimentation ; c'est de ce côté qu'on doit diriger les mesures préventives.

1° Il faut entraver par tous les moyens possibles le commerce du lait falsifié ; il appartient à l'Administration de prendre des mesures dans ce sens.

2° Il faut éclairer la population sur la meilleure manière de nourrir les enfants, et la prévenir des dangers d'une alimentation intempestive.

En conséquence, j'ai l'honneur de proposer au Conseil de vouloir bien adopter l'instruction suivante pour être portée, s'il le juge convenable, à la connaissance du public, de préférence au début de la saison chaude (2).

---

(1) BAGINSKY. *Untersuchungen über Den Darmcanal des menschlichen Kinders* (*Virchow's Arch.*, 1882, t. 89). Consulter aussi : PILLIET. Sur l'évolution des cellules glandulaires de l'estomac. (*Journ. de l'Anat. et de la Physiol.*, 1887, p. 463.)

(2) Cette instruction a été adoptée dans la séance du 22 juin.

INSTRUCTION

1° Le choléra des enfants tient presque toujours à ce qu'ils sont nourris d'une façon qui n'est pas appropriée à leur âge.

2° L'allaitement par la mère ou par une nourrice est le meilleur mode d'alimentation. Il devra durer un an au moins.

Il ne faut pas sevrer les enfants pendant la période des grandes chaleurs (15 juin au 15 septembre).

Lorsque les mères ne peuvent pas nourrir exclusivement avec leur lait, elles feront bien de donner le sein tant que cela leur sera possible et de compléter l'alimentation avec le lait de vache.

3° Les biberons devront être soigneusement nettoyés à l'eau bouillante, avant d'être remplis de lait et donnés à l'enfant. Il sera bon d'éviter l'usage des biberons munis d'un long tube de caoutchouc.

4° Avant six mois il ne faut donner ni potages, ni bouillies, etc.; rien autre que du lait...

5° Il est dangereux de donner des substances solides avant que sept ou huit dents au moins ne soient poussées à chaque mâchoire.

6° Le lait sera conservé dans des vases tenus fermés, qu'on ouvre seulement au moment où l'on veut le verser dans le biberon.

7° La propreté de l'enfant et de la pièce où il couche, toujours utile, est particulièrement indispensable dans les mois de l'été.

LA PELADE ET L'ÉCOLE

MESURES PRISES DANS LES ÉCOLES A L'ÉGARD DES ENFANTS PELADEUX. DISCUSSION DU CARACTÈRE CONTAGIEUX DE LA PELADE. — CAS NÉGATIFS. — COINCIDENCES TROMPEUSES. — ROLE DES PERTURBATIONS NERVEUSES DANS LE DÉVELOPPEMENT DE LA PELADE. — CONSÉQUENCES DES MESURES DE POLICE SANITAIRE ADOPTÉES PAR LES ÉCOLES PAR RAPPORT A CETTE MALADIE ; PROPOSITION DE MODIFICATIONS A Y APPORTER (1).

I

La question sur laquelle j'ai l'honneur d'appeler l'attention de l'Académie est intéressante à deux points de vue : 1º au point de vue scientifique, parce qu'un problème des plus ardus qui s'y rattache, celui de l'étiologie et de la contagiosité d'une maladie assez commune, la pelade, est loin d'être résolu ; 2º au point de vue de l'hygiène scolaire et de l'intérêt d'un certain nombre d'enfants.

L'administration a devancé les dermatologistes et supposé la maladie contagieuse. Aujourd'hui, l'entrée des écoles publiques est impitoyablement refusée aux enfants qui présentent des plaques dénudées sur la tête. Dans l'espèce, l'administration obéit à une préoccupation qui

---

(1) Mémoire lu à l'Académie de médecine dans sa séance du 8 février 1887. *Rev. d'hyg. et de police sanitaire*, même année, p. 555.

semble raisonnable ; son interdiction est motivée par l'opinion d'hommes dont la compétence n'est pas discutable. La pelade, dit, en effet, M. Lailler dans une Instruction récente (1), est moins contagieuse que la teigne faveuse et la teigne tondante, « mais, comme il y a des exemples incontestables de transmission de la maladie à plusieurs enfants dans des établissements d'éducation, il est prudent d'exclure des écoles ceux qui en sont atteints ».

Cette règle de prudence est la règle de conduite adoptée par tous les directeurs des établissements d'instruction publique. On dirait qu'on a légèrement modifié le vieil adage : Dans le doute, abstiens-toi, pour lui donner cette forme mieux appropriée aux circonstances : Dans le doute, excluons. Cette manière de faire serait absolument légitime si elle n'avait d'inconvénients pour personne. Le cuir chevelu est une partie de l'organisme assez importante, au point de vue de l'esthétique, pour qu'on applique tous les procédés capables d'en prévenir la détérioration dès les premières années de la vie, à une condition toutefois, c'est qu'en présence d'une transmission douteuse, on ne commette pas une injustice certaine ; c'est qu'on ne cause aucun préjudice inutile ; c'est qu'on ne fasse point perdre un temps précieux aux enfants en âge de fréquenter les écoles, s'il n'est pas démontré que leur exclusion est indispensable.

---

(1) LAILLER. *Instruction concernant les maladies contagieuses du cuir chevelu chez les enfants, à l'usage des parents, des instituteurs, institutrices et directrices d'école* (*Revue d'hygiène et de police sanitaire*, 1885, p. 575).

Le préjudice est certain. Voyons maintenant jusqu'à quel point nous sommes autorisés aujourd'hui à accorder à la pelade le caractère contagieux et à agir en conséquence.

La doctrine de la transmission par contagion est fondée sur des arguments de deux ordres : les uns sont tirés de l'observation clinique, les autres de recherches micrographiques.

Il existe des faits peu nombreux, il est vrai, dans lesquels on a cru voir la pelade se développer chez des sujets se trouvant en contact journalier. On en a conclu que le premier atteint l'avait communiquée aux autres et que la maladie était contagieuse. La conclusion est-elle légitime ? Il faudrait, pour qu'aucun doute ne subsistât sur ce point, faire une analyse isolée de tous les cas, éliminer ceux dont le diagnostic n'est pas absolument certain. Plusieurs observations sont déjà anciennes ; l'examen microscopique n'a pas été fait ou l'a été incomplètement, de sorte qu'on peut, en ce qui les concerne, mettre un point d'interrogation après le mot pelade. D'un autre côté, le nombre des cas pris en bloc est peu considérable : le nombre de ceux qui resteraient après une série d'éliminations critiques serait probablement très restreint. Il me paraît donc peu rationnel, peu légitime, de formuler une loi nosogénique comme celle-ci : la pelade est contagieuse, en se basant sur un groupe infime de faits, tandis qu'il en existe un grand nombre paraissant démontrer le contraire.

Que prouvent d'ailleurs, les faits positifs les mieux observés, ceux qui ne laissent place à aucun doute, en raison de la compétence et de l'autorité des observateurs ? Que la pelade s'est développée successivement, comme

nous le disions tout à l'heure, chez plusieurs individus
vivant dans le même milieu, soumis aux mêmes influences, présentant souvent la même modalité héréditaire de
la nutrition. Lorsqu'une affection atteint plusieurs sujets
dans ces conditions, est-on bien autorisé à déclarer a
priori que le premier pris a contaminé les autres ? Il faudrait pour cela ne tenir aucun compte des analogies que
nous avons journellement sous les yeux. Il y a quelques
mois, six personnes occupant une même maison, le père,
la mère, trois enfants et une domestique, sont atteintes
de fièvre typhoïde. Les dates de l'apparition des accidents
chez les uns et chez les autres rendaient vraisemblables
à tous points de vue l'hypothèse d'une transmission d'individu. M. Brouardel (1) fit une enquête, examina avec
soin le milieu, et il s'aperçut que l'agent infectieux n'avait
point passé d'un individu à l'autre, mais que tous l'avaient
pris dans l'eau qu'ils buvaient chaque jour, eau provenant
d'un puits infecté par des infiltrations de matières typhoïdiques. Ce fait, fût-il isolé, montrerait avec quelle réserve
on doit procéder toutes les fois qu'on veut affirmer la
contagion.

Il y a aujourd'hui toute une école de dermatologistes
qui placent l'origine de la pelade dans le système nerveux.
Est-ce qu'une perturbation capable de produire un cas
n'en saurait produire plusieurs ? Dans une famille, une
frayeur, un chagrin, des revers de fortune occasionnent
parfois des troubles psychiques à différents individus en

____

(1) **Brouardel** (P.). *Sur une épidémie de fièvre typhoïde qui a régné
à Pierrefonds en août et septembre* 1886. (*Gazette hebdomadaire de médecine et de chirurgie*, 1886, p. 829.)

même temps ou successivement; pourquoi ne produiraient-
ils pas à l'occasion des troubles trophiques ? Plus on
examine cette doctrine de la contagion, plus on lui trouve
de lacunes et d'incertitudes. Elle repose sur un nombre
extrêmement petit de faits, et ces faits sont discutables.
Si l'idée de contagion est vraisemblable et légitime, d'autres idées le sont tout autant.

On a dit encore : la preuve que la pelade est contagieuse,
c'est qu'on trouve au microscope le corps même du délit :
elle a son champignon propre, comme la teigne tondante
ou la teigne faveuse. En effet, dès 1843, M. Gruby (1)
décrivit le Microsporon Audouini. On l'a souvent cherché
depuis ; Bazin (2) et Tilbury Fox (3) ont seuls réussi
à le voir. MM. Malassez (4) et Thin (5) ont décrit aussi
d'autres parasites, mais, comme on les a trouvés chez
des individus dont le cuir chevelu était normal, on
ne saurait leur accorder de valeur pathogénique. Il y a
un peu moins de deux ans, Sehlen (6) découvrit un organisme différent, un microcoque qui se développerait à
l'intérieur de la gaine du cheveu. Cette fois, la question

(1) GRUBY. *Recherches sur la nature, le siège et le développement du
porrigo décalvans ou phytoalopécie. (Comptes rendus de l'Académie des
sciences*, 1843, t. XVII, p. 301).

(2) BAZIN. *Recherches sur la nature et le traitement des teignes*, 1853.
Leçons théoriques et cliniques sur les affections cutanées parasitaires,
1858 ; 2e édition, 1862. Articles *Microsporon, Dermatoses*, etc., du Dictionnaire encyclopédique des sciences médicales).

(3) TILBURY FOX. *Skin diseases*, 1873.

(4) MALASSEZ. *Arch. de phys. norm. et path.*, 1874, p. 203.

(5) THIN. *Proceedings of the Royal Society. British med. Journ.*, 1881-82.

(6) SEHLEN. Communication faite au Congrès des naturalistes allemands
réunis à Strasbourg, 1885 (Analyse dans *Monatshefte für praktische
Dermatologie*, 1885, t. IV, p. 381).

parut sur le point d'être résolue. A l'examen microscopique, usité seul jusque-là, Sehlen avait ajouté une méthode plus moderne et plus décisive lorsqu'elle donne des résultats positifs, l'inoculation aux animaux. Dans 5 cas, il réussit à développer des plaques de pelade chez des souris blanches. La démonstration semblait faite ; malheureusement on s'aperçut qu'elle n'était irréprochable ni au point de vue micrographique, ni au point de vue clinique.

Bizzozero (1), qui a examiné à son tour les microcoques de Sehlen, affirme qu'ils n'ont rien de spécifique et qu'on les trouve chez des personnes dont le cuir chevelu est parfaitement sain. D'autre part, si les inoculations faites aux souris blanches ont si bien réussi, dit Michelson (2), c'est qu'on a inoculé le mycosis de la teigne tondante. Cette réserve est d'autant mieux justifiée que, dans les faits décrits par Sehlen, il existait une zone limitante, sur laquelle il y avait une active desquamation épidermique ; or, nous savons qu'on ne voit rien de pareil dans la pelade vraie.

Il résulte de tout cela que jusqu'à présent l'existence d'un parasite spécifique reste problématique. La démonstration micrographique de la contagion ne vaut donc pas mieux que la démonstration clinique.

Aux arguments que nous venons de voir, tous d'ordre négatif, on peut en opposer d'autres positifs, ceux-là, et destinés à étayer une théorie qui exclut la première, celle de l'origine nerveuse.

Pohl-Pincus (3) explique la pelade par une sclérose

(1) BIZZOZERO. *Virchow's Archiv.*, t. 98, p. 451.
(2) MICHELSON. *Virchow's Archiv.*, t. 99, p. 327.
(3) POHL-PINCUS. Ueber die Alopecie und indurativen Krankheitsprozess- (*Berlin. Klin. Wochenschr.*, N° 43).

disséminée du derme avec atrophie consécutive des bulbes pileux. Mais la plupart des auteurs vont plus loin et remontent directement au système nerveux. La pelade serait une trophonévrose. Les faits cliniques publiés par les partisans de cette opinion sont très nombreux. Je vous demanderai la permission de citer seulement un cas que j'ai l'occasion d'observer en ce moment.

Dans les premiers jours du mois d'octobre dernier, un homme habitant les Batignolles revint à pied de Boulogne-sur-Seine, de 9 heures à 10 heures du soir. Il traversa le bois avec son petit garçon, âgé de 11 ans. Le temps était sombre et froid. L'enfant avait une frayeur si vive que, pendant tout le trajet, il se pressa en tremblant contre son père. Arrivé à la maison, il était en nage et cependant il avait marché d'un pas modéré. Le lendemain, sa mère, en le peignant, fit tomber une forte mèche de cheveux, et, à sa place, il resta une plaque dénudée circulaire, large comme une pièce de 5 francs ; elle était située au niveau de la suture lambdoïde. L'enfant était bien portant et sa chevelure abondante. La plaque resta isolée. C'était une plaque de vraie pelade ; et depuis il ne s'en est pas produit d'autres. Il me semble que la perturbation nerveuse a été ici le seul facteur étiologique.

L'école fut interdite à cet enfant. Était-ce juste ? Était-ce seulement raisonnable ?

Je ne songerais pas à tirer des conclusions hygiéniques d'un fait isolé. Mais, depuis six ans que mon attention s'est portée sur la question, j'en ai vu beaucoup d'autres également intéressantes, soit à l'hôpital Saint-Louis, soit aux Enfants-Malades.

J'ai pu observer 25 cas de pelade dans lesquels la contagion n'eut pas lieu entre mari et femme, entre enfants partageant le même lit.

Lors de mon arrivée à l'hôpital des Enfants-Malades, les peladeux étaient placés dans les mêmes salles que les teigneux proprement dits. Deux d'entre eux contractèrent la teigne faveuse. Jamais la transmission ne s'est faite en sens inverse.

Depuis un an, j'ai fait mettre les enfants atteints de pelade dans le service des dartreux, et jamais aucun de ceux-ci n'a contracté la pelade.

D'un autre côté, sur près d'une centaine de cas, il m'a été donné de relever 30 fois l'influence de causes nerveuses manifestes : traumatisme, émotion, frayeur, chagrin, surmenage intellectuel, hérédité nerveuse, chorée, paralysie générale, scarlatine à forme ataxique, fièvre typhoïde à forme cérébrale.

Par l'expérimentation, on a réussi, comme nous l'avons vu, à dénuder en partie des souris blanches, mais il est probable qu'on leur avait inoculé un mycosis tonsurant.

Par un autre procédé, on a réussi à produire une pelade expérimentale chez le lapin. Mais cette fois il n'y a pas de doute à émettre sur la nature de l'organisme générateur, car on n'a rien inoculé du tout. Au mois de mars dernier, Max Joseph (1), de Berlin, en faisant une section de la branche postérieure du deuxième nerf cervical, immédiatement après le ganglion, a vu se développer, du 5e au 19e jour après la section, sur la limite des téguments de l'oreille et de ceux de la tête, une place ronde ou ovalaire

(1) MAX JOSEPH. Zur Ætiologie der Alopecia areata (*Centralblatt für die medicinischen Wissenschaften*, 1886, p. 178).

de la surface d'une pièce de 10 pfennigs. Les poils plus rares et moins prospères à partir du 5e au 7e jour qui suivirent l'expérience, finirent par tomber complètement. Plus tard, des plaques semblables apparurent dans le voisinage. L'auteur est donc parfaitement autorisé à regarder ces lésions expérimentales comme analogues à la pelade spontanée de l'homme, et à conclure qu'elles résultent d'un trouble de l'innervation trophique.

Ces expériences faites sur 5 animaux aboutirent constamment au même résultat.

Arrivons maintenant aux conséquences pratiques de cette discussion. Il n'est guère de mois dans lesquels on ne vienne plusieurs fois me demander à la consultation de l'hôpital des certificats attestant que des enfants, présentant une plaque de pelade et même d'alopécie consécutive à un impétigo ulcéreux, peuvent être admis dans les écoles dont on les avait exclus. Lorsqu'un examen minutieux du cuir chevelu m'a permis de formuler un diagnostic précis, je n'hésite pas à donner satisfaction aux intéressés et jamais, jusqu'à présent, que je sache, un cas de contagion ne s'est produit dans ces conditions. Je soigne actuellement au lycée Saint-Louis deux jeunes gens atteints, l'un de pelade décalvante, l'autre de pelade achromateuse. Sur mon conseil, ils ont été maintenus au milieu de leurs camarades et aucun d'eux n'a été contaminé.

Je reviens à mon point de départ. La contagion est problématique ; on l'a peut-être notée à titre de rare exception dans quelques dermatoses indéterminées du cuir chevelu, ressemblant à la pelade. Est-ce là un motif suffisant pour entraver l'instruction d'un certain nombre d'enfants, pour s'exposer à les arrêter dans leurs études ; car la maladie dure parfois un à deux ans. Pour moi, je ne le pense pas, et c'est cette conviction qui m'a donné le courage de venir combattre ici une opinion soutenue encore aujour-d'hui par des maîtres éminents en dermatologie.

Me sera-t-il permis, en terminant, d'exprimer l'espoir que l'Académie voudra bien se saisir de cette importante question qui intéresse à un si haut degré l'hygiène sco-laire, et formuler une instruction tout à fait en rapport avec les données actuelles de la science !

Cet espoir ne fut pas réalisé, du moins dans les 10 mois qui suivirent. Pendant ce temps le règlement qui avait eu déjà des conséquences singulièrement nuisibles pour beau-coup de jeunes gens, restait intégralement en vigueur ; je ne me tins pas pour battu et le 7 décembre 1887, je por-tais de nouveau à la tribune de l'Académie, la question de la non contagiosité de la pelade et, en conséquence, je demandais le maintien, dans les lycées, des élèves qui sont atteints de cette affection, en proposant certaines précau-tions destinées à faire face à toutes les éventualités dans le cas où des formes encore mal connues de la maladie se-raient contagieuses. Voici le texte de ma communica-tion (1).

II

Vous connaissez trop les règlements interdisant les éco-les publiques aux enfants atteints de maladies contagieu-ses pour que je croie devoir vous en donner le texte. Je

____
(1) *Bull. de l'Acad. de médecine*, 1887, p. 728.

me borne à vous rappeler le principal rapport qui lui sert de base. Présenté par Delpech au Conseil d'hygiène et de salubrité du département de la Seine, ce rapport fut adopté le 22 août 1879.

« La pelade, dit Delpech (1), la plus innocente des teignes, est peut-être la plus dangeureuse, en ce sens qu'elle peut passer longtemps inaperçue. Un enfant, dans ses cheveux épais, peut avoir une ou plusieurs petites plaques dénudées sans qu'on y fasse attention, et, pendant cette période, il peut communiquer à ses camarades une affection dont il n'a pas même conscience. Les deux moyens les plus habituels de sa propagation dans les écoles sont l'habitude que les enfants ont, dans leurs jeux, de prendre la coiffure les uns des autres, et celle des personnes chargées de leur toilette de peigner et de brosser avec les mêmes peignes et brosses un certain nombre d'entre eux. » Nous verrons tout à l'heure ce qu'il y a de fondé dans cette assertion.

Plus récemment, M. le Dr Lailler, qui fait justement autorité en dermatologie, s'exprimait ainsi à propos de la pelade, dans une *Instruction concernant les maladies du cuir chevelu* à l'usage des parents, des instituteurs, institutrices et directrices d'asile : « Cette maladie est moins contagieuse que les autres (les teignes, faveuse et tonsurante), il y a même beaucoup de médecins, et des plus compétents, qui pensent qu'elle ne se communique pas; mais comme il y a des exemples incontestables de trans-

---

(1) DELPECH. *Indication sommaire* des premiers symptômes des maladies contagieuses qui peuvent atteindre les enfants de deux à quatorze ans admis dans les salles d'asile et les écoles primaires. Paris, 1879.

mission de la maladie à plusieurs enfants dans des établissements d'éducation, il est plus prudent d'exclure des
écoles ceux qui en sont atteints (1). »

Delpech n'avait aucun doute sur le caractère contagieux de la maladie et proposait, avec une parfaite logi-
que, une mesure radicale. M. Lailler, un peu moins sûr
de ce caractère et mû par un sentiment que l'on comprend
du reste, n'ose pas prendre la responsabilité de laisser
dans une école publique les enfants atteints de pelade.

Si l'exclusion n'avait pas d'inconvénients pour l'exclu,
ce serait une mesure irréprochable. Si, au contraire, elle
a pour conséquence de nuire à son avenir, de rendre son
instruction incomplète, à peu près nulle lorsqu'il s'agit
d'un élève de l'école primaire, la mesure ne se comprend plus. C'est l'expression d'une politique sanitaire
barbare et caduque dont la léproserie du moyen âge fut
l'épanouissement parfait. Sacrifions tout ou partie de l'a-
venir d'un individu pour le bien du plus grand nombre !
— Soit, admettons-le. Mais alors, nous avons le droit et
même le devoir de demander jusqu'à quel point les ter-
reurs sont justifiées. La doctrine de la contagion est-elle
un dogme pathologique ? Si les faits d'expérience sur
lesquels ce dogme est fondé laissent la moindre place au
doute, la condamnation à l'ignorance relative prononcée
contre les enfants peladeux est déjà moins légitime. Si ce
dogme n'est qu'une de ces vérités dites de sens commun

____

(1) LAILLER. Instruction concernant les maladies contagieuses du
cuir chevelu chez les enfants, à l'usage des parents, des instituteurs, institutrices et directrices d'écoles. (*Revue d'hygiène et de police sanitaire*,
1885, p. 575.)

touchant à peine à la probabilité, elle devient inexplicable.

Il me semble que la nosologie présente pas mal de points faibles et d'inconnues. Presque tout le monde croit et dit qu'il y a deux variétés de pelade, dont l'une au moins n'est pas contagieuse. Devant l'hygiène scolaire, il n'y en a qu'une, celle qui fait mettre les enfants à *la porte* des écoles. Je crois, moi aussi, qu'il n'y en a qu'une, mais je ne pense pas qu'on soit autorisé à consigner... à la porte ceux qui en sont atteints, car je ne la crois pas contagieuse. Mon scepticisme n'est pas de pur sentiment. J'ai recueilli jusqu'à ce jour 131 cas de pelade, — 100 avant mon premier mémoire et 31 depuis, — j'ai cherché la contagion par tous les moyens dont nous disposons : interrogatoires répétés sur les circonstances qui ont accompagné le début de la maladie, conditions de milieu, j'ai fait tout ce qu'il fallait pour savoir si chaque malade n'était pas devenu lui-même un foyer de contamination ; je n'ai pas obtenu une seule fois un résultat positif. Rien, absolument rien, ne m'a permis de soupçonner la contagion.

J'ai fait connaître à l'Académie ce que je pense de la transmissibilité de la vraie pelade. Je ne serais probablement pas revenu de sitôt sur ce sujet, si, tout récemment encore, je ne m'étais heurté à des difficultés engendrées par la croyance à la contagion.

A la rentrée dernière, un jeune homme, qui se destinait à une des grandes écoles du Gouvernement, se vit impitoyablement fermer le lycée où il avait, en grande partie, fait ses études, où il était resté plusieurs années, et cela parce que le médecin de l'établissement le déclarait atteint d'une affection contagieuse du cuir chevelu. C'était une affection contagieuse bizarre : elle existait depuis cinq ou six ans. L'enfant, qui avait vécu sans prendre aucune précaution avec ses camarades, n'avait donné la maladie à aucun d'eux ; et pourtant il lui était souvent arrivé de changer volontairement ou involontairement de coiffure avec eux. Ses parents me l'amenèrent ; j'examinai ses cheveux, et je ne trouvai pas de spores ; je portai le diagnostic pelade. Dans le cours de mon interrogatoire, j'appris que le même diagnostic avait été porté par deux dermatologistes distingués de Paris. Dans les antécédents, je ne découvris rien qui pût faire songer à une contagion. La dénudation avait commencé à se montrer sans que le malade eût jamais été en contact avec des peladeux. Ce qu'il y avait de plus frappant dans ses antécédents, c'était une impressionnabilité très grande, du nervosisme si l'on veut. Sa mère présentait les mêmes accidents nerveux à un degré très prononcé. La maladie avait disparu complètement deux ou trois fois et avait reparu ensuite sans cause apparente.

Dans ces conditions, je consolai la famille le mieux que je pus, lui promettant de faire une démarche près du médecin, que je connais personnellement et depuis longtemps, pour l'engager à lever son veto. Le diagnostic qu'il avait porté était exactement le même que le mien ; seulement, il croyait à la contagion de la pelade. J'eus beau employer les arguments qui me semblaient décisifs, insister sur les particularités du développement de la maladie ; j'eus beau lui rappeler les faits que j'avais observés au lycée Saint-Louis, et que j'ai fait connaître à l'Académie (1). A tout cela, mon confrère répondait inva-

____

(1) Malgré les idées actuellement répandues, j'ai prié M. le proviseur

riablement : « Ma conviction est bien arrêtée, j'ai vu des cas de transmission incontestable ». Mais, dans ces faits, le véritable critérium du diagnostic, c'est-à-dire l'examen microscopique, avait manqué ; la plupart étaient de date ancienne, quelques-uns remontaient à vingt ans ! J'en fus pour ma dialectique ; mon confrère garda sa conviction et maintint son veto. Il reculait devant une responsabilité que je lui offrais de partager, mais il en assumait une autre qui me paraît également sérieuse, celle de briser la carrière d'un jeune homme, en s'appuyant sur une doctrine pathologique battue en brèche de tous côtés.

Il est donc indispensable, Messieurs, que la lumière soit faite sur ce point. Je suis disposé à faire bon marché de mon opinion personnelle, mais je demande pour cela la démonstration péremptoire qu'elle est fausse. Si elle est aussi probable ou plus probable que l'opinion contraire, on n'a pas le droit de causer un préjudice certain à des jeunes gens, sous prétexte de protéger les autres contre un préjudice problématique.

§ 2. Depuis ma communication du 8 février dernier, j'ai recueilli trente observations de pelade incontestable, dont voici la relation aussi succinte que possible :

Obs. I. — S... (Georges), âgé de sept ans, est amené à la consultation, le 8 février 1887.

Sa mère s'aperçut, il y a trois semaines, qu'il portait une plaque de pelade large comme une pièce de 5 francs

de maintenir dans l'établissement deux jeunes gens candidats à l'École Polytechnique atteints de pelade ; l'un d'eux est complètement guéri et l'autre en voie de guérison ; aucun de leurs camarades n'a pris la maladie.

à la partie inférieure de la région occipitale. Cette plaque ne tarda pas à s'agrandir et à s'étendre derrière et au-dessus de chaque oreille. Quelque temps plus tard, il s'en forma une troisième au milieu de la moitié postérieure du pariétal droit.

L'enfant est très impressionnable, mais il ne paraît pas avoir éprouvé d'émotion vive dans ces derniers temps. Il n'a jamais été en contact, au dire de sa mère, avec d'autres enfants atteints de pelade, et, de plus, il n'a pas discontinué de coucher avec son frère, qui n'a pas contracté la maladie. A l'examen microscopique, on ne découvre pas de spores.

Obs. II. — B... (Marthe), âgée de six ans, vient à la consultation le 19 février 1887.

Elle présente au niveau de l'occipital une plaque de pelade achromateuse, arrondie, de 6 centimètres de diamètre et qui paraît remonter à quatre mois. Elle n'a jamais été en contact avec des peladeux et, depuis treize mois, elle a toujours couché avec une de ses sœurs sans lui transmettre sa maladie. Il a été impossible de découvrir sous quelle influence celle-ci s'est développée. Pas de spores à l'examen microscopique.

Obs. III. — L... (Louise), âgée de douze ans, se présente à la consultation le 26 février 1887.

Il y a un mois, on s'aperçut, en lui coupant les cheveux, qu'elle avait une plaque de pelade circulaire, ayant les dimensions d'une pièce de 5 francs, à quelques centimètres au-dessus et un peu en arrière de l'oreille gauche. L'enfant n'a eu, dans ces temps, aucune émotion vive.

Elle ne semble pas avoir été en rapport avec d'autres enfants atteints de pelade ; en outre, elle a toujours couché avec sa sœur, qui est restée indemne de cette maladie. Rien de spécifique à l'examen microscopique des cheveux.

Obs. IV. — Schm... (Louise), neuf ans, — 23 mai 1887.

Il y a trois mois, apparition, au niveau de la région mastoïdienne, d'une petite plaque de pelade qui s'est agrandie peu à peu et présente maintenant 7 centimètres de long sur 5 de large. Antérieurement, elle n'avait pas fait de maladie grave et n'avait pas eu d'émotion forte. Il n'y avait pas d'enfants affectées de pelade, au dire de sa mère, parmi ses camarades, et aucune de celles-ci n'avait été prise de la même maladie. Examen microscopique négatif.

Obs. V. — D... (Berthe), huit ans, — même jour que la précédente.

Mère nerveuse, mais n'ayant jamais eu d'attaques convulsives.

Il y a deux ans, apparition, sans cause appréciable, au centre de la région occipitale, d'une plaque de pelade grande comme une pièce de 2 francs. Elle disparut au bout de trois mois.

Il y a six mois, nouvelle plaque au niveau de la fontanelle postérieure ; aujourd'hui, cette plaque est en voie de guérison ; mais à quelques centimètres au-dessous de celle-ci, il s'est formé une troisième plaque de 5 centimètres sur 4.

L'enfant ne paraît avoir communiqué sa maladie à aucune de ses camarades.

Pas de spores à l'examen microscopique.

Obs. VI. — B... (Louise), treize ans, — 22 octobre 1887.

Née d'une mère nerveuse et très nerveuse elle-même, non encore menstruée. Pas de maladies graves, ni de traumatismes avant la formation de plaques de pelade. Aucun contact avec d'autres enfants atteints de cette affection.

Il y a trois ans, légères démangeaisons sur quelques points du cuir chevelu, puis chute des cheveux à ces points et formation de plaques tout à fait dénudées.

La malade entre alors à l'hôpital Sainte-Eugénie et est traitée par le vésicatoire Bidet. Au cours de son traitement, elle contracte la teigne tondante.

En 1886, elle sort de l'hôpital complètement guérie de ses deux affections.

Au mois d'août dernier, retour des démangeaisons, puis apparitions de nouvelles plaques de pelade. La maladie a commencé par la région pariétale droite, puis a envahi les régions frontale et occipitale du même côté.

L'enfant vit avec ses deux sœurs, qui n'ont rien contracté de semblable. Pas de spores à l'examen microscopique.

Obs. VII. — M... (Victor), dix ans, — 19 février 1887.

Il y a deux ans, cet enfant a reçu une *grosse pierre sur la tête*, au niveau de l'angle antéro-supérieur du pariétal gauche. Quatre mois plus tard, il s'était développé à ce point une plaque de pelade de la grandeur d'une pièce de 5 francs. Celle-ci s'est agrandie peu à peu et,

aujourd'hui, elle s'est étendue à la moitié correspondante
de la région occipitale. Jamais de rapports avec d'autres
enfants atteints de la même affection. Rien de spécifique
à l'examen microscopique des cheveux.

Obs. VIII. — Obr... (Nicolas), douze ans et demi, —
26 février 1886.

Père très nerveux, a eu dans sa jeunesse des plaques
d'alopécie semblables à celles de son fils.

Il y a huit mois, l'enfant fut tellement émotionné par
l'avulsion d'une dent qu'il resta dans un état de stupeur
pendant dix minutes ; six mois plus tard, on s'aperçut, en
lui coupant les cheveux, qu'il avait, au niveau de la moitié droite de la région occipitale, une plaque de pelade
arrondie, ayant un diamètre de 3 cent. Aucune apparence
de contagion.

A l'examen microscopique, pas de spores ; racines des
cheveux recourbées en crosse, atrophiées comme il arrive
souvent.

Obs. IX. — Met... (Thérèse), cinq ans et demi, —
même date que le précédent.

Grande frayeur au mois d'août 1886 ; consécutivement
apparition d'une plaque de pelade à la région temporale
droite. Jamais de rapports avec des peladeux. Pas de
spores à l'examen microscopique.

Obs. X. — Heg... (Louise), onze ans, — 5 mars 1887.

Large plaque de pelade à la région occipito-temporale
droite ; sept autres plaques plus petites disséminées sur
le cuir chevelu.

Il y a neuf mois, rougeole, puis chorée accompagnée de douleurs dans les articulations des doigts, des genoux et des cous-de-pied. Au cours de la chorée, les ongles des orteils se détachèrent. C'est *au déclin de celle-ci* que la pelade se déclara.

Depuis cette époque, l'enfant a été maintes fois en rapport avec d'autres petites filles, et elle n'a communiqué sa maladie à aucune d'elles.

Elle n'a jamais été en rapport avec des personnes atteintes de pelade. Pas de spores.

Obs. XI. — Roud... (Paule), douze ans, — vient à la consultation le même jour que la précédente.

Il y a dix-huit jours, en la peignant, sa mère s'aperçut qu'elle avait, à un centimètre et demi au-dessus et en arrière de chaque oreille, une petite plaque dénudée et assez douloureuse. A cette époque, l'enfant portait un peigne en fer cintré, appuyant fortemement sur le cuir chevelu aux points dénudés.

Aujourd'hui, ces plaques ont les dimensions d'une pièce de 1 franc et sont excoriées par suite des frictions énergiques faites avec une solution mercurielle qui avait été prescrite à la consultation d'un autre hôpital, dans l'hypothèse d'une pelade contagieuse. Or, la petite malade n'a jamais été en contact avec d'autres enfants affectés de pelade, et depuis le début des accidents elle a continué à jouer avec son frère qu'elle n'a point contaminé. Pas de spores.

Guérison complète le 16 avril.

Obs. XII. — G... (François), neuf ans, — 22 mars 1887.

Son père est très nerveux et lui-même est fort impressionnable. Chorée il y a trois mois. Après la guérison de cette maladie, on s'aperçut qu'il avait, au niveau du bord supérieur du pariétal gauche, une plaque de pelade large comme une pièce de 2 francs. Il n'a jamais reçu de coup sur la tête et ne s'est jamais heurté pendant la durée des mouvements choréiques. Depuis longtemps, il couche avec son frère, auquel il n'a pas transmis sa maladie, et jamais il n'a été en contact avec des peladeux. Pas trace de spores.

OBS. XIII. — M... (Amédée), onze ans, — 14 mai 1887.

Père très névropathe, l'enfant aussi. Le 20 novembre, développement, au sommet de la tête, d'une plaque de pelade large comme une pièce de 2 francs. Cinq ou six jours auparavant, le petit malade s'était *heurté violemment la tête* en cet endroit contre une porte d'armoire entr'ouverte. Détail à noter : il couche avec son frère qu'il n'a pas contagionné. Pas de spores à l'examen microscopique.

OBS. XIV. — D... (Paul), douze ans, — 14 mai.

Au mois de décembre dernier, violent coup de règle sur le milieu de la tête. Peu de temps après ce traumatisme, chute des cheveux à ce niveau et formation rapide d'une plaque de pelade ovalaire ayant 3 centimètres de long sur 2 de large.

L'enfant n'a jamais été en relation avec d'autres enfants atteints de pelade et jamais non plus il n'a transmis sa maladie à personne.

Obs. XV. — G... (Louis), cinq ans et demi, — 19 mai 1887.

Au commencement d'avril dernier, l'enfant a reçu un violent coup sur la tête. Environ trois semaines plus tard, apparition d'une plaque de pelade au même endroit.

Aujourd'hui, cette plaque a la dimension d'une pièce de 2 francs.

L'enfant n'a pas été en rapport avec des peladeux et il n'a communiqué sa maladie à personne. Pas de spores.

Obs. XVI. — B... (Julie), onze ans, — 19 mai 1887.

Apparition, vers le 10 mai dernier, de deux plaques de pelade situées à chaque région temporale, un peu au-dessus des oreilles. L'enfant portait un peigne cintré en fer qui comprimait le cuir chevelu à ses deux extrémités. Jamais de rapport avec des enfants peladeux. Pas de spores.

Obs. XVII. — Vrin... (Marguerite), neuf ans, — 5 juin 1887.

Cette petite fille est atteinte de pelade depuis sept mois. Il est à noter qu'elle portait, avant le début de cette affection, un peigne de corne qui exerçait une *compression manifeste sur les tempes*. En effet, chaque soir, en couchant son enfant, la mère remarquait que le peigne laissait toujours une empreinte à ses deux extrémités.

Aujourd'hui, on constate l'existence de deux plaques de pelade larges comme une pièce de 1 franc, un peu au-dessus et en arrière des deux oreilles.

L'enfant a un frère et des sœurs avec lesquels elle joue tous les jours sans leur transmettre sa maladie. Ajoutons que tous ces enfants et leur mère se servent du même peigne.

Pas trace de contagion au début. Pas de spores à l'examen microscopique.

Oвs. XVIII. — Row... (Jeanne), six ans, — 18 juin 1887.

Au commencement de ce mois, l'enfant commença à perdre ses cheveux au niveau de l'angle supérieur de l'occipital, dans l'étendue d'une pièce de 1 franc. En quatre jours, la plaque a été complètement dénudée. La seule cause probable, dans ce cas, est une vive frayeur qu'avait eue l'enfant à propos d'un chat qu'elle avait agacé, trois ou quatre jours avant la chute des cheveux. Pas de spores.

Oвs. XIX. — R... (Maxime), — 18 juin 1887.

Cet enfant est très nerveux, ainsi que sa mère. Pendant les vacances de 1884, chute de cheval et vive frayeur. Peu de jours après, début, au niveau de la nuque, d'une plaque de pelade, qui atteignit les dimensions d'une pièce de 2 francs et dura deux mois environ. Au mois d'octobre 1886, apparition d'une seconde plaque siégeant également à la partie supérieure de la nuque.

L'enfant n'a jamais été en contact avec des peladeux. Il joue chaque jour avec ses frères et ses cousins, et ne leur a pas transmis sa maladie. Pas de spores ; atrophie notable des cheveux.

Oвs. XX. — L... (Marthe), neuf ans, — 16 juillet 1887.

Il y a onze mois, cette enfant a fait une *chute dans un escalier* et s'est blessée aux genoux. Elle a eu très grand'peur. Un mois plus tard, au moment de sa rentrée à la pension, on s'aperçut qu'elle portait deux plaques de pelade, l'une à la région occipito-pariétale gauche, large comme une pièce de 2 francs, l'autre, un peu plus petite, à la région pariétale droite.

La directrice lui permit néanmoins de rester dans l'établissement. Aucune de ses camarades n'a contracté la même maladie. Pas de spores. Lésion ordinaire de la pelade ; atrophie des cheveux, etc.

Obs. XXI. — S... (Jeanne), onze ans et demi, — 16 juillet 1887.

Fièvre typhoïde grave en août 1886. Pendant sa convalescence, on vit se développer, en deux ou trois semaines, au sommet de la tête et un peu à gauche, une petite plaque de pelade qui, actuellement, a les dimensions d'une pièce de 1 franc. Bientôt après, il s'en forma une autre, large comme une pièce de 50 centimes, en arrière de l'oreille du même côté.

Cette petite fille n'a jamais été en contact avec d'autres enfants atteints de pelade et n'a communiqué à personne sa maladie. Pas de spores.

Obs. XXII. — A la fin d'août, on me montre un enfant de dix ans atteint d'une pelade qu'il avait contractée, me dit-on, de deux de ses camarades, à peu près du même âge, avec lesquels il jouait souvent.

Désireux de m'assurer si ce fait était exact, j'allai voir les deux autres enfants. Ils portaient aussi, l'un deux, l'autre trois plaques de pelade : mais la contagion n'avait joué aucun rôle dans ces cas. J'appris que, cinq ou six jours avant le début de leur maladie, ces enfants avaient taquiné un chien qui s'était jeté sur eux, sans les mordre toutefois, et leur avait fait une vive frayeur. J'ai suivi ces enfants ; ils n'ont transmis leur maladie à aucun de leurs camarades.

L'examen microscopique des cheveux ne révéla l'existence d'aucune spore.

OBS. XXIII. — M. L..., ingénieur, répétiteur dans une grande école du Gouvernement, vint me consulter cet été. Il présentait plusieurs plaques de pelade survenues rapidement à la suite d'un violent chagrin causé par la perte de sa fortune. Le directeur de l'école voulut d'abord lui en interdire l'entrée ; mais, sur ma demande, il lui permit de continuer ses fonctions à la condition de porter une calotte pendant le temps qu'il passait avec les élèves.

Il ne se souvient pas d'avoir été en contact avec des personnes atteintes de pelade et n'a communiqué sa maladie à personne.

Examen microscopique négatif.

OBS. XXIV. — M. F... (Jean), de Deuil, vient me consulter le 26 août de cette année. C'est un homme de quarante-deux ans, d'une bonne santé habituelle. Dans les derniers jours du mois de mars, il eut une violente querelle avec son frère, à propos d'une question d'intérêt. Cette querelle lui causa une contrariété d'autant plus grande qu'elle eut lieu devant de nombreux témoins. Quinze jours plus tard, il s'aperçut que sa barbe tombait dans la moitié droite de la région sous-maxillaire droite.

Il s'y forma une plaque complètement dénudée, mesurant 4 centimètres en tous sens. Bientôt après une semblable plaque se développa dans la partie correspondante du côté opposé. A peu de temps de là, apparition de deux plaques symétriques larges comme une pièce de 1 franc, au niveau de l'angle supérieur de l'occipital. Enfin, il y a un mois, trois autres plaques, d'inégale grandeur, se sont montrées dans la région pariétale gauche.

Ce malade n'a pas discontinué, depuis le début des accidents, de coucher dans le même lit que sa femme. Celle-ci n'a pas contracté l'affection de son mari.

Au commencement de juin, il est allé à la consultation de l'hôpital Saint-Louis, où on lui a dit qu'il était atteint de pelade. Le traitement prescrit fut le suivant : alcool camphré, 100 grammes ; essence de térébenthine, 18 grammes ; ammoniaque liquide, 4 grammes.

Rien de particulier à l'examen microscopique de la barbe et des cheveux.

Obs. XXV. — Ce même malade m'a raconté qu'un de ses amis, à la suite d'une violente émotion, avait été pris, il y a six ans, d'une pelade qui avait envahi successivement la barbe, les cheveux et les sourcils. Depuis cette époque, la dénudation est restée complète.

Bien qu'il eut constamment partagé le même lit avec sa femme, elle n'a point été contaminée.

Obs. XXVI (communiquée par M. le Dr Regnier). — Un caporal dans le corps des pompiers de Paris, 1er bataillon, 4e compagnie, se présente à la visite de M. le médecin-major Regnier vers la fin du mois de janvier 1887.

On constate, sur le côté gauche de la tête, une plaque de pelade qui s'étend horizontalement de l'oreille à la nuque. Le malade, qui est pâle et anémié, est dirigé sur le Val-de-Grâce et traité par l'iodoforme, le sublimé corrosif et le turbith minéral. Au bout de soixante jours de traitement, il part en convalescence. A son retour au corps, le 20 juin, il est complètement guéri.

Cet homme ne se rappelle pas avoir été en contact avec des personnes atteintes de la même affection. Il attribuait lui-même son mal à une émotion extrêmement vive qu'il a racontée à peu près en ces termes à M. Regnier :

« Huit jours avant de perdre mes cheveux, j'étais de service d'incendie : je tenais la lance de la pompe à vapeur et je me trouvais sur un toit en planches. Tout à coup, le toit s'effondre et je me trouve suspendu à ma lance au-dessus d'un trou profond de près de 10 mètres. Je me crus perdu. Je réussis à me tirer de là en grimpant le long du tuyau, mais j'eus une peine inouïe parce qu'il était mouillé. Le lendemain et les jours suivants je sentis une fatigue et un abattement tels que je n'en ai jamais éprouvés ; huit jours plus tard, mes cheveux tombèrent. »

OBS. XXVII. — Le 21 novembre 1887, un de mes élèves m'amène à l'hôpital un jeune homme de vingt et un ans, qui présente quatre plaques de pelade circulaires, dont une à la nuque, large comme une pièce de 1 franc, deux à la région frontale un peu plus grandes, et une quatrième dans la barbe, ayant la dimension d'une pièce de 50 centimes et située au niveau de l'articulation temporo-maxillaire. Il est à noter que toutes ces plaques correspondent à la moitié droite de la tête.

Les antécédents héréditaires et pathologiques de ce jeune homme ne présentent rien de spécial à signaler. Il n'a pas eu d'émotions vives dans ces derniers temps ; mais, comme il devait passer des examens l'été dernier, — il est étudiant en droit, — il s'est livré à un travail cérébral opiniâtre. Le 10 juillet, il constata chez lui l'existence d'une petite plaque dénudée dans la barbe, à l'endroit indiqué plus haut ; en même temps, il ressentait une notable fatigue oculaire du côté droit, empêchant tout travail. Cette fatigue est bien moindre aujourd'hui.

Au commencement du mois d'août apparurent les deux plaques qui s'observent actuellement sur la partie antérieure du côté droit du cuir chevelu. Ces plaques atteignirent en quelques jours les dimensions d'une pièce de 1 franc. Pendant les vacances, le malade dut cesser d'une façon absolue tout travail intellectuel.

Vers le 15 octobre, sur le conseil d'un éminent médecin, il commence à traiter l'affection comme une véritable teigne tondante par l'épilation faite autour de chaque plaque, ce qui les fait paraître plus grandes qu'elles ne sont réellement. C'est à ce moment qu'on reconnut l'existence d'une autre plaque à la nuque.

L'examen microscopique ne fit découvrir aucune spore. D'autre part, le malade nous affirme qu'il n'a jamais transmis sa maladie à ses frères, qui sont au nombre de sept, et avec lesquels il a souvent, en jouant, changé de coiffure, notamment un berret qui serrait fortement la tête (1).

(1) A ces faits, on peut ajouter une intéressante observation présentée à la Société de médecine interne de Berlin par le Dr Léo (17 octobre 1887). Un homme de trente ans avait été atteint de pelade à l'âge de cinq ans.

Outre ces faits, j'en ai vu, à la même époque, trois autres au lycée de Vanves et un quatrième au lycée Saint-Louis. Dans tous ces cas, il s'agissait de pelades bien nettes et, sur mon conseil, les enfants furent conservés dans les établissements en question ; cette fois encore, nous n'avons pas eu à nous repentir de notre audace ; tous sont presque guéris et pas un seul de leurs camarades n'a pris la maladie. Je ne sais trop par suite de

A ce moment, il se développa de chaque côté de la protubérance occipitale une plaque arrondie, dont la surface est égale à celle d'une pièce de 5 marcs. Deux ans plus tard, les cheveux avaient reparu et il ne restait plus qu'une petite plaque dénudée dans la région sous-occipitale. En janvier 1887, nouvelle manifestation peladeuse, une plaque large comme une pièce de 20 pfennigs se développe sur le menton, s'étend rapidement et l'envahit tout entier en trois semaines. En même temps apparaît une plaque semblable sur la moitié gauche de la lèvre supérieure. Quinze jours s étaient à peine écoulés que celle-ci était complètement dénudée. Plus tard, les sourcils, les cils la plus grande partie des cheveux commencent à tomber simultanément : le malade se plaint de douleurs lancinantes dans les membres, de lassitude et de maux de tête violents en un point circonscrit du vertex. Ceux-ci disparaissent par l'administration de l'acide salicylique. Mais la céphalalgie ne disparut qu'après la chute complète des cheveux.

Arrivée à la policlinique le 13 juin.

La peau est lisse, de coloration normale et ne présente d'hyperhémie nulle part. La face et le tronc sont complètement dépourvus de poils et les cheveux clairsemés ; cependant on reconnaît encore facilement sur la tête et le pubis la forme arrondie des plaques dénudées . Les cheveux qui subsistent s'arrachent par la moindre traction, et un examen minutieux fait voir que quelques-uns sont rompus au-dessus du bulbe. Dans la suite le petit nombre des cheveux qui étaient restés tombèrent à leur tour, et tout le corps du malade fut complètement glabre. A part les douleurs en question, l'état général n'a jamais été troublé ; la sensibilité est demeurée intacte ; par contre, les réflexes rotuliens sont exagérés d'une façon notable. La recherche de micro-organismes pathogènes a été négative. Il paraît donc vraisemblable qu'il s'agissait d'une trophonévrose. (*Deutsche medicinische Wochenschrift*, 1887, n° 43, p. 943.)

quelle circonstance elle s'était développée chez eux ; je l'ai rattachée surtout à des préoccupations d'examen ou de concours et à un travail cérébral exagéré. Ce qu'il y a de certain, c'est qu'il était impossible de soupçonner la contagion. Ces enfants, qui n'avaient pris leur maladie de personne, ne la donnèrent pas davantage.

En somme, cela fait trente cas observés en moins d'une année. Si on les joint aux cent autres cas dont j'ai parlé dans mon précédent mémoire, on arrive au chiffre de cent trente et un (1). La maladie évolua chez des individus placés dans des conditions extraordinairement favorables pour qu'elle pût être communiquée : élèves internes du lycée, enfants couchant avec d'autres enfants, etc., et cependant jamais je n'ai vu se produire une contamination. De telle sorte, qu'en admettant, à *priori*, la dualité de la maladie, je suis obligé de donner pour chiffre de fréquence de la pelade contagieuse 0/131. Je laisse aux mathématiciens le soin de déterminer la valeur numérique de cette singulière fraction !

Du reste, Messieurs, si vous voulez bien me permettre d'attirer votre attention sur l'ensemble des trente derniers cas de pelade dont je viens de parler et les points qu'ils mettent le mieux en évidence, vous verrez que j'étais parfaitement autorisé à en tirer les conclusions que j'en ai tirées. Dans sept cas, je n'ai pu rattacher à aucune cause plausible l'origine de la maladie. Dans vingt-trois, il y avait eu des perturbations nerveuses récentes, auxquelles on n'aurait jamais hésité à rattacher un trouble de nutrition locale, s'il se fût produit ailleurs qu'au cuir chevelu.

---

(1) En comptant celui du jeune homme dont il a été question.

Or, je le répète, jamais il n'a été possible de relever la contagion, ni dans un sens, ni dans l'autre.

J'ai été heureux de voir que, depuis ma première communication, la question a été étudiée très sérieusement, très minutieusement, à des points de vue différents par plusieurs de nos confrères.

L'historique a été rappelé, cela va sans dire ; il est assez bien connu pour que je sois dispensé de le reprendre (1). Les auteurs auxquels je fais allusion sont des non-contagionnistes, des contagionnistes ou des incertains. Parmi les premiers, je dois mentionner M. le Dr Gaucher (2), qui admet complètement la théorie nerveuse. Par contre, M. Brocq (3), après avoir rapporté un cas de contagion probable, conclut à la dualité de la pelade et tire malheureusement de cette doctrine les conséquences prophylactiques que je m'efforce de combattre. La même opinion a été soutenue par deux élèves de mon savant collègue et ami, M. Vidal, mon adversaire, je le crains, dans cette circonstance ; tous deux (4) défendent la dualité. Ajoutons enfin une relation qui, au premier abord, paraît décisive, celle d'une épidémie de pelade observée

(1) Cet historique a été conduit jusqu'à ce jour par M. le Dr Thibierge dans une intéressante Revue critique : De la question de la contagion de la pelade (*Annales de Dermatologie et de Syphiliographie*, 1887, deuxième série, t. VIII, pp. 504 et 630.)

(2) GAUCHER (Ern.). De la non-contagion de la pelade. (*Bulletin médical*, 8 avril 1887.)

(3) BROCQ (L.). Doit-on considérer la pelade comme une affection contagieuse ? (*Gaz. hebd. de Méd. et de Chir.*, 13 mai 1887.)

(4) BUCHIN (Marcel). *De la pelade*, nature, traitement, prophylaxie. (Th. de doctorat, Paris, 26 janvier 1887.) — LORIOT (Georges). *Contribution à l'étude de la pelade.* (Th. de doctorat, Paris, 21 mars 1887.)

en 1886, dans la garnison de Montpellier (1). J'en parlerai tout à l'heure.

Quoi qu'il en soit, l'idée de la contagion perd un peu de terrain, en ce sens que personne n'ose plus, comme autrefois, déclarer que c'est l'origine, sinon unique, au moins ordinaire de la maladie. Au point de vue des résultats, c'est exactement la même chose : il y a deux pelades, dit-on, dont l'une est individuelle et ne se transmet pas ; malheureusement, il est impossible de distinguer cette dernière variété de l'autre ; en conséquence, considérons-là comme une quantité négligeable. « Il faut, suivant M. Brocq, jusqu'à ce que le diagnostic soit possible, interdire l'entrée des écoles communes à tous les enfants atteints de pelade. » Cela revient à dire que si sur mille cas il y a un cas de pelade contagieuse, il faut les proscrire tous les mille, infliger un préjudice souvent irréparable aux neuf cent quatre-vingt-dix-neuf inoffensifs pour les besoins de la théorie !

J'avoue que les faits nouvellement publiés ne modifient en rien ma conviction. Je me bornerai à discuter le travail de M. le Dʳ Coustan. Comme je l'ai dit, il paraît décisif au premier abord. L'épidémie se développe au 122ᵉ de ligne, en garnison à Montpellier. Le diagnostic pelade porté par l'auteur est confirmé par MM. Paulet (de Lyon) et Masse (de Bordeaux). D'après M. Coustan, la maladie a été communiquée aux hommes surtout par les perruquiers, qui s'étaient servis de la même tondeuse pour leur couper les cheveux. Quelques-uns des

(1) COUSTAN. Epidémie de pelade achromateuse. (*Revue d'hygiène et de police sanitaire*, 1887, p. 555.)

malades, une quinzaine environ, furent traités à l'hôpital.
Là, les données étiologiques semblèrent moins nettes,
moins décisives. Dans un mémoire présenté à l'occasion
d'un concours, un interne des hôpitaux de Montpellier,
M. Bourguet (1), ne trouva sur ces quinze cas qu'un seul
fait où la contagion fût probable, et encore croit-il plutôt
à une coïncidence qu'à une transmission véritable. Tous
les malades dont il parle venaient du 122e de ligne et fai-
saient partie de ceux qui ont servi à la statistique de
M. Coustan. Comme on le voit, ce qui semble démons-
tratif à distance l'est beaucoup moins quand on y regarde
de plus près.

Je ne prétends pas nier que les caractères morpholo-
giques aient été ceux de la pelade achromateuse. On a
même fait des examens microscopiques répétés. « Des
débris épidermiques et des fragments de cheveux recueillis entre les deux peignes d'une tondeuse mécanique
ayant servi récemment pour les peladeux furent examinés au laboratoire de l'École de Pharmacie. » Ces
examens furent négatifs au point de vue des spores.
Mais s'était-on mis dans les conditions nécessaires pour
éviter toute erreur? Schütz (2) a fait observer, avec raison, que chez les individus atteints d'une teigne tondante
datant d'un certain temps et ayant été déjà soumise à
un traitement, on ne trouve plus ni spores, ni débris de

---

(1) BOURGUET (L.). La pelade dans la garnison de Montpellier pendant l'année 1887. (*Gaz. hebd. des Sciences médicales de Montpellier*,
26 mars, 2 et 9 avril 1887.)

(2) JOSEF SCHUTZ. Beitrag zur Aetiologie und Symptomatologie der
Alopecia areata. (*Monatsschrift für Praktische Dermatologie*, t. VI,
1887, n° 3.)

mycélium. A ce moment-là, on pourrait porter, sans faire d'erreur, le diagnostic pelade. Si l'on relevait, dans l'histoire du cas, des faits de contagion, on en conclurait que la pelade est contagieuse : ce serait une erreur absolue. Le dernier diagnostic n'est pas faux, la transmission est hors de doute, mais cette transmission a eu lieu à l'époque où les tricophytes existaient encore.

Dans sept cas d'*area Celsi* typiques, cités par Schütz, dont le diagnostic avait été porté par lui et par d'autres dermatologistes, il fit des examens minutieux et répétés sur les cheveux du voisinage des plaques dénudées, en prenant les précautions indiquées par Sehlen et Eichhorst, et finit par trouver cinq fois des spores, deux fois des débris de mycélium tricophytique; il est possible que, s'il eût examiné seulement des cheveux restés sur une tondeuse ou des ciseaux, il n'eût rien trouvé du tout.

Avant le début de l'épidémie de Montpellier, deux soldats eurent une pelade d'une intensité particulière : « A partir de ce moment, les perruquiers des compagnies reçurent l'ordre de diriger sur l'infirmerie les hommes ayant des plaques suspectes sur le cuir chevelu. » La tondeuse avait mis ces plaques en évidence; il y a tout lieu de croire que, sans cet ordre, les hommes seraient restés tranquillement dans leurs casernements et qu'il n'y eût eu aucune épidémie.

Malgré la rareté de la teigne tondante chez l'adulte, il est possible qu'il y en ait eu quelques cas dans la circonstance. Il pouvait y avoir aussi des reliquats d'anciennes teignes ou d'impétigo ulcéreux, devenus de simples dénudations péladiformes, puis des pelades vraies remontant à on ne sait quelle date, produites par on ne sait quelle cause, mais décelées après la coupe des cheveux et lorsque l'attention des perruquiers a été dirigée de ce côté. Je n'ai pas besoin de rappeler à combien d'influences capables d'engendrer la pelade sont soumis les jeunes militaires : fatigues professionnelles, émotions, traumatismes mêmes ; car on ne peut guère supposer que les perruquiers, dans les régiments, aient la dextérité et la grâce des coiffeurs en vue du high-life contemporain.

Schütz (1) a vu une petite plaie produite par la pointe des ciseaux amener une pelade dans la région occipitale. Il y a lieu de penser que si ce perruquier eût travaillé à la tondeuse, l'évolution des accidents eût été exactement la même.

On s'était donc trouvé, à Montpellier, pour employer une partie des termes dont s'est servi notre honorable confrère de l'armée, en présence d'une « maladie du cuir chevelu de nature parasitaire et contagieuse » — parasitaire..., mais chez aucun malade on n'a constaté de parasites ! contagieuse... à partir du jour où les perruquiers recherchèrent, par ordre, les plaques dénudées sur la tête des soldats !

Il me paraît inutile de revenir sur l'étude complète de la pathologie de la pelade. Vous savez où en est la question.

D'une part, les recherches micrographiques n'ont rien appris : on n'a pu réussir à trouver ni champignon, ni microbes spécifiques. Des micro-organismes, un instant

(1) Josef Schutz. Ein Fall Von Alopecia neurotica. (*Monatsschrift für Dermatologie*, t. VI, 1887, n° 7).

regardés comme la cause de la maladie, ont été cultivés avec succès ; on les a inoculés et on n'a rien obtenu. Les méthodes nouvelles sont restées complètement stériles.

D'autre part, l'expérimentation entreprise à un point de vue différent a donné des résultats opposés. Max Joseph (1) a réussi à produire des pelades à la suite de sections nerveuses, et Mibelli (2), de Sienne, vient d'en déterminer par le même procédé. Il faut avouer, toutefois, que l'expérience est très difficile sur des animaux de petite taille, à filets nerveux ténus, comme les lapins et les cobayes. On réussirait probablement mieux sur les grands mammifères, tels que le cheval ou le bœuf.

On a vu la maladie apparaître à la suite de perturbations nerveuses brusques, de chagrins violents, d'émotions inattendues, de grandes frayeurs, comme chez deux de nos cas (l'enfant qui a eu la pelade après une vive frayeur en traversant de nuit le bois de Boulogne (3) ; le pompier exposé à tomber dans un brasier (obs. XXVI). On l'a vue succéder à des maladies intéressant l'équilibre général du système nerveux, la fièvre typhoïde, la scarlatine, la chorée, la migraine, des névralgies, la paralysie générale, etc. ; on l'a vue après des traumatismes. Ces observations ont la valeur d'expériences.

Les faits cliniques sont contradictoires relativement à la contagion. Il est certain que des peladeux n'ont pas communiqué leur affection aux personnes avec lesquelles

(1) MAX JOSEPH. Zur Aetiologie der Alopecia areata. (*Centralblatt für die medicinischen Wissenschaften*, 1886, p. 178.)

(2) *Berliner Klinische Wochenschrift*, 1887, p. 808.

(3) A. OLLIVIER. La pelade et l'école. (*Revue d'hygiène*, 1887, p. 555.)

ils couchaient; c'était la règle absolue dans les cas que
j'ai observés. Il y a eu des changements réciproques de
coiffure ; le même peigne a été employé successivement
par plusieurs personnes dont une avait la maladie ; souvent, lorsqu'il s'agissait de femmes ou de petites filles, l'u-
sage en a été prolongé et non momentané ; jamais il n'y a
eu de transmission. Si l'on envisageait la question par ce
seul côté, personne ne douterait ou ne songerait à dou-
ter ; mais on a vu des cas dans lesquels le développement
de la maladie était tel qu'il conduisait directement à l'i-
dée d'une contagion. Il y a des observations qui semblent
probantes, rapportées par les dermatologistes les plus
distingués, MM. Hardy, Hillairet, Lailler, Besnier,
Vidal, etc. Certaines relations anciennes peuvent être
récusées parce que l'examen histologique n'a pas été fait
ou l'a été d'une manière imparfaite. Dans d'autres cas, il
est possible qu'au moment où les malades ont été examinés, les spores tricophytiques fussent devenues très
rares. Il a paru arriver aussi que l'enquête relative à l'o-
rigine de la maladie n'ait pas été faite avec toute la minu-
tie nécessaire pour qu'il fût permis de donner la contagion comme cause unique. J'ai parlé d'un fait (obs. XXII)
dans lequel on m'avait déclaré qu'un enfant avait gagné
la pelade de deux de ses camarades atteints antérieurement de cette maladie, tandis que, en réalité, ils avaient
été pris tous les trois en même temps à la suite d'une
même cause, une frayeur très vive. Enfin, il est probable
que, dans d'autres cas, il y a eu coïncidence, mélange de
pelade et de tondante chez le même individu. Je ne veux
pas cependant tout faire rentrer dans le cadre que je viens
de tracer. Peut-être existe-t-il une affection du cuir che-

velu, distincte des teignes connues jusqu'à ce 'jour, présentant les caractères objectifs ordinaires de la pelade et produite par un parasite encore inconnu, autrement dit une peladoïde contagieuse. Si elle existe, — car c'est encore une hypothèse pour moi, — elle doit être extrêmement rare. Je l'ai cherchée avec tout le soin possible depuis sept ans à l'hôpital Saint-Louis ainsi qu'aux Enfants-Malades, et je n'ai pu la rencontrer.

Quoi qu'il en soit, il me paraît bien établi que la pelade non contagieuse est la règle, et la peladoïde transmissible une rare, très rare exception.

Examinons maintenant quelles conséquences hygiéniques on a tirées, pour l'école, de toutes ces données.

Un enfant reçoit un coup de pierre sur la tête : les cheveux, comme il arrive parfois, tombent dans une zone plus ou moins étendue : pelade, exclusion de l'école.

Un autre est soigné pour une chorée ; les mouvements convulsifs ont disparu, la guérison est complète ; il ne reste plus comme épilogue qu'une plaque dénudée du cuir chevelu : pelade, exclusion de l'école.

Un troisième a eu une fièvre typhoïde à forme ataxique, qui a laissé des lacunes dans la chevelure : pelade, exclusion de l'école.

La frayeur, les chagrins, le surmenage, etc., peuvent faire tomber les cheveux. Malheur à ceux auxquels pareil accident arrive, la porte de l'école sera fermée pour eux jusqu'à ce que la plaque de pelade ait disparu. Tant pis si la maladie dure deux ans ; on a prononcé le mot « contagion » et la frayeur qu'il provoque légitimera toutes les proscriptions.

Il me semble pourtant que si, d'un côté, on est sûr de

causer un préjudice en agissant d'une certaine manière, et si, d'un autre, on n'est pas sûr d'en causer un en agissant autrement, le choix ne saurait être douteux.

Comme je viens de le dire, je veux bien faire une concession à mes honorables confrères qui ne partagent pas mon opinion, et admettre que certaines affections décalvantes du cuir chevelu appelées encore aujourd'hui, faute d'un nom plus précis, des pelades, peuvent être contagieuses. En revanche, on m'accordera bien, j'espère, qu'elles sont rares et que leur contagiosité est tout à fait irrégulière... pour ne pas dire singulière. Contagieuses dans le milieu où se trouvent les malades, elles cessent de l'être lorsque ceux-ci rentrent dans leurs familles (1) ! A mon avis, il n'y a pas plus de raison de tenir hors de l'école tous les enfants suspects de tuberculose.

Il me semble qu'en prenant certaines précautions très simples, on peut fort bien éviter une quarantaine aussi dure que celle qui a été prescrite jusqu'à ce jour.

Aussitôt qu'on se trouve en présence d'une dénudation du cuir chevelu, on doit procéder à des examens minutieux et répétés avant d'ouvrir les portes de l'école.

Lorsque le diagnostic pelade est bien établi, on peut encore donner en toute sûreté de conscience la libre pratique, du moment qu'il est possible de rattacher la maladie à une cause nerveuse certaine.

Dans les cas dont l'étiologie est plus obscure, il suffira

______

(1) « Notre épidémie ressemble singulièrement à celle de Nogent, observée par Gillette en 1839. De même qu'à cette époque, les enfants malades ne contaminèrent personne dans leurs familles ; de même nos peladeux, traités à l'infirmerie, ne donnèrent la maladie à personne autour d'eux. » (COUSTAN, *loc. cit.*, p. 567.)

d'exercer une surveillance particulière sur les enfants, tout en les soumettant à un traitement ; il faudra les isoler autant que possible au dortoir, les isoler aux classes et aux études, leur recommander de ne pas changer de coiffure, de ne pas se servir des mêmes brosses, des mêmes peignes , leur faire tenir la tête couverte constamment. Notons qu'il s'agit d'enfants ou de jeunes gens redoutant une absence prolongée.

Si, au lieu des écoles communales ou des écoles secondaires, il était question des salles d'asile , et des écoles maternelles, je serais le premier à admettre l'exclusion dans les cas suspects, parce qu'elle simplifie la prophylaxie et n'a aucun inconvénient pour l'intéressé.

En définitive, ce que je demande pour les écoles ressemble, à bien des points de vue, à ce que font pour les soldats les médecins militaires qui croient encore à la contagion. Ils surveillent les malades, les isolent à l'infirmerie ou à l'hôpital. S'ils proposaient la mesure radicale admise pour les lycées, il est probable que la nosologie s'enrichirait d'une variété nouvelle de pelade : la pelade simulée.

L'Académie, qui renferme dans son sein tant de dermatologistes éminents, que l'on consulte avec si juste raison dans toutes les questions d'hygiène publique, l'Académie voudra bien, je l'espère, s'intéresser à celle-ci, en faire l'objet d'une discussion approfondie, et, si elle le juge convenable, proposer une nouvelle instruction, un nouveau règlement au sujet des peladeux.

Ce n'est pas là, du reste, Messieurs, une question isolée et accidentelle. A mesure que la science progresse, les prescriptions hygiéniques doivent être modifiées. Telle

qui semblait au-dessus de la discussion, vieillit et devient
superflue dix ans plus tard. De notre temps, l'école a pris
une telle importance que rien de ce qui lui touche ne saurait nous être indifférent. Il est bon, je crois, toujours et
en toutes circonstances, pour toutes les maladies contagieuses, d'indiquer de quelle manière se fait la contagion,
de quelle manière et pendant combien de temps doit se
faire l'isolement.

III

Dans la séance du 27 septembre, plusieurs de mes
collègues m'invitèrent à formuler des conclusions au sujet
des mesures prophylactiques à prendre contre la pelade.
Je répondis à leur invitation dans la séance suivante :

1° Les élèves des grandes écoles du gouvernement, des
établissements d'instruction primaire ou secondaire, atteints de pelade seront soumis, aussitôt après la découverte
de la maladie, à une enquête médicale approfondie permettant d'en fixer la nature et les origines.

Il va sans dire qu'un examen microscopique minutieux
fera nécessairement partie de cette enquête.

2° Les pelades développées immédiatement à la suite
de traumatismes, d'affections générales graves, d'ébran-
lements nerveux consécutifs à des accidents, à des frayeurs
subites, ne doivent pas être considérées comme des causes
d'exclusion ou même d'isolement.

3° Lorsqu'il sera prouvé, par des témoignages sérieux,
par des certificats de médecins ou autrement, lors de la découverte de la pelade, que cette affection remonte à plusieurs mois, que l'enfant a vécu au milieu d'autres enfants

soit à l'école, soit dans la famille, sans qu'aucun d'eux n'ait été contaminé, la maladie ne pourra encore donner lieu à aucune mesure d'isolement.

4° En dehors des conditions prévues par les paragraphes précédents, les enfants peladeux pourront être conservés dans les établissements d'instruction publique, à la condition toutefois que les parents admettent qu'ils soient soumis aux précautions indiquées ci-dessous.

a. Les pensionnaires coucheront soit à l'infirmerie, soit, lorsque la disposition des locaux le permettra, dans la partie spécialement désignée et isolée du dortoir.

Il sera recommandé au surveillant de veiller à ce que les autres élèves n'emploient ni la coiffure, ni les peignes ou brosses des peladeux.

b. A l'étude ou aux classes, les peladeux garderont la tête couverte et seront placés à une table ou sur des sièges à part.

Il sera recommandé spécialement aux enfants de ne pas enlever leur coiffure, ni surtout de l'échanger avec leurs camarades.

c. La suppression des mesures d'isolement n'aura lieu que sur l'avis motivé du médecin de l'établissement.

d. Il est bien entendu que dans le cas d'impossibilité de mettre en vigueur les mesures précédemment indiquées, le proviseur pourrait, soit ne recevoir que comme externe un élève auparavant pensionnaire, soit prononcer l'exclusion temporaire telle qu'elle se pratique aujourd'hui.

5° Ces dispositions ne sont pas applicables aux écoles maternelles et aux dernières classes des écoles communales, et cela parce qu'étant donné l'âge des enfants, une exclusion temporaire n'a pas les mêmes inconvénients que plus tard, et qu'en outre l'application des mesures précédemment indiquées serait impossible pour la même raison.

J'avais pensé qu'avant de prendre de nouvelles mesures ou plutôt de modifier les mesures antérieures, l'Académie se prononcerait sur la contagiosité de la maladie ; je ne pus longtemps conserver cet espoir. Les arguments apportés par MM. Hardy et Besnier, en faveur de la contagion, ne réussirent pas mieux que les miens à obtenir une conclusion en faveur d'une opinion ou d'une autre. L'Académie trouva les éléments apportés insuffisants pour se prononcer d'une manière définitive, et elle remit son verdict à plus tard. En attendant elle renvoya à une commission (1) l'étude des mesures à prendre à l'égard des enfants atteints de pelade.

Au cours et à la suite de la discussion qui a eu lieu à l'Académie, j'ai reçu, sans les avoir réclamées, des lettres de plusieurs de mes confrères de province relativement à la non contagion de la pelade ; quelques-uns sont mes anciens élèves ; d'autres m'étaient inconnus avant la discussion. En m'écrivant, ils se proposaient simplement de me fournir de nouveaux arguments en faveur d'une conviction qu'ils partagent.

Voici, entre autres, un extrait d'une lettre que m'adressait le 22 décembre 1887, le Dr Hamaïde, de Fumay (Ardennes) :

(1) Commission composée de MM. Hardy, Bergeron, Fournier, Cornil, Ernest Besnier, Bucquoy, Ollivier, auxquels furent adjoints ultérieurement MM. Leroy de Méricourt, Vallin et Vidal.

« J'avais admis la contagion comme cause déterminante de la pelade ; cependant j'avais été frappé de ce fait qu'aucun des malades à qui j'ai donné mes soins ne pouvait m'indiquer l'origine de son mal et qu'aucune des personnes en contact journalier avec eux n'avait contracté la maladie. Aussi, au commencement de cette année, quand la question de la non contagiosité a été soulevée par vous, j'avais noté sur une feuille volante que je retrouve dans mon agenda, les noms de quelques clients soignés dans les dernières années et le nombre des personnes de leur famille vivant ensemble dans un logement bien souvent très restreint ; il se trouve que dans l'énumération le cas de pelade est toujours unique. Je vous transmets ces noms sans grand commentaire, en vous priant d'observer d'une façon absolue le secret professionnel, qui, sans importance pour beaucoup d'entre eux, pourrait être indispensable pour quelques-uns.

1° Petit garçon de 9 ans, dont la tête était tellement dégarnie de cheveux que ses camarades d'école l'appelaient : tête de veau. Cet enfant et ses parents ignoraient l'origine de la maladie. La famille, composée du père, de la mère et de deux autres enfants, reste indemne.

2° Chauffeur au chemin de fer. Pelade d'origine inconnue. Sa femme et ses enfants restent indemnes.

3° Chauffeur dans une ardoisière. Pelade d'origine inconnue. Sa femme et ses enfants restent indemnes.

4° Ouvrier dans une ardoisière, 18 ans. Son père, sa mère, ses cinq frères et sœurs restent indemnes.

5° Employé de chemin de fer (service d'exploitation). Pelade d'origine inconnue. Sa femme et ses trois enfants restent indemnes.

6° Cultivateur. Pelade de cause inconnue. Sa femme et ses enfants restent indemnes.

7° Garde-champêtre. Pelade de cause inconnue. Ses enfants restent indemnes.

8° Mlle N. Pelade de cause inconnue. Ni son père, ni sa mère, ni sa sœur n'ont contracté la maladie.

9° Ardoisier. Pelade de cause inconnue. La femme et trois enfants restent indemnes.

10° Enfant. Pelade de cause inconnue. Le père, la mère, 4 frères et sœurs, âgés de 23 ans, de 15 ans, de 13 ans et de 3 ans, restent indemnes.

11° Garde-forestier. Pelade extrêmement étendue ; les poils du tronc et des jambes sont eux-mêmes tombés. Sa femme et ses deux enfants ne sont pas atteints.

12° A., passeur de la rivière. Pelade de cause inconnue. La femme et plusieurs enfants ne sont pas atteints.

13° Enfant. Pelade d'origine inconnue. Ni le père, ni la mère, ni les trois frères et sœurs ne sont atteints.

14° Ardoisier. Pelade de cause inconnue. Sa femme et ses deux enfants restent indemnes.

15° Adulte. Pelade de cause inconnue. La femme et plusieurs enfants restent indemnes.

16° Ardoisier, 54 ans. Pelade. Sa femme et ses enfants restent indemnes.

17° Petite fille de 4 ans. Pelade. Ni son père, ni sa mère, ni sa grand'mère, ni ses deux frères âgés l'un de 13 ans, l'autre de 11 ans ne sont atteints.

18° Brasseur. Pelade de cause inconnue. Femme et enfants indemnes.

19° Fille adulte. Pelade. Mère reste indemne.

20° Garçon de 9 ans. Pas de pelade, ni chez son père, ni chez sa mère, ni ses 4 frères et sœurs.

21° Ardoisier. Sa femme et ses enfants restent indemnes.

22° Ardoisier. Son père, sa mère, 4 enfants restent indemnes.

23° Homme adulte. Pas de contamination dans la famille.

24° Brasseur. Pelade dans la barbe. Une de ses filles a eu une plaque arrondie caractéristique dans les cheveux, le petit garçon a eu aussi une plaque dans les cheveux, ainsi que la bonne. Mais il y a entre le premier et le second cas un intervalle de quatre ans et entre le deuxième, le troisième et le quatrième au moins un an entre chacun.

Voilà le résultat de ma pratique que je tiens à vous signaler. Je connais particulièrement, comme on connaît à la campagne après 24 années de pratique médicale, toutes les personnes dont je parle ci-dessus. »

Le lendemain même je recevais d'un de mes confrères de Cannes, le Dr Pouzet, la lettre suivante :

« Je viens vous apporter les faits qu'une pratique de 8 ans m'a permis d'observer. J'ai souvenir très net de 9 cas de pelade plus ou moins étendue ; cinq seraient favorables à la contagion.

1° Une dame de 48 ans, vivant avec ses deux enfants est seule atteinte.

2° Une jeune fille de 10 ans est prise de pelade sans cause connue (il n'y en avait pas un seul cas dans la pension où elle allait). Elle est seule atteinte.

3° Un employé de bureau atteint de pelade ne la communique pas à sa femme dont il continue de partager le lit.

4° (Le fait rapporté ici ne prouve rien ni pour ni contre la contagion).

5° Un ouvrier mineur atteint de pelade loge dans une chambre commune avec plusieurs de ses camarades. Il reste seul atteint.

Les trois derniers cas seraient favorables à la contagion, mais avec une restriction que la pelade a coïncidé avec la chorée. Ils sont relatifs à trois jeunes filles du même pensionnat et voisines de classe.

1° L'une présenta avec sa pelade des accidents nerveux que je n'ai pas suivis, n'étant pas le médecin de la famille, mais qui l'ont empêchée de suivre ses cours pendant quelque temps.

2° La seconde a eu avec sa pelade une chorée rebelle très intense qui a duré près d'un an.

3° La troisième a eu également une chorée tellement grave qu'elle a succombé au bout de quelques mois à l'inanitiation et à l'épuisement. »

Ces trois faits dans lesquels mon correspondant croit qu'on peut soupçonner la contagion me paraissent au contraire intéressants au point de vue de l'origine nerveuse et trophonévrotique de la maladie. J'ai eu plusieurs fois, en effet, l'occasion de voir également la pelade se développer dans le cours de la chorée. Dans les cas du Dr Pouzet les accidents étaient assez graves pour expliquer des troubles de nutrition du cuir chevelu.

Aux faits que je viens de relater, je puis en ajouter encore deux que je relève dans la lettre qu'un de mes anciens élèves, médecin aide-major, m'écrivait de Constantine vers la même époque ; naturellement il me communiquait des faits en rapport avec la discussion alors ouverte à l'Académie. Le plus caractéristique est celui d'un sous-officier de la prison de Constantine qui avait remarqué, non sans étonnement, il y a environ trois ans, que sa barbe était tombée sur une surface large comme une pièce de 50 centimes et située un peu en dehors de la commissure labiale droite. Quelque temps après, se développa une seconde plaque sur le sommet de la tête, puis une troisième, correspondant exactement à la première, au niveau de la commissure labiale gauche. Peu à peu les plaques s'agrandirent et la calvitie finit par devenir complète. Ce sous-officier, dont la santé antérieure avait toujours été excellente, n'avait jamais eu de rapports d'aucune sorte avec des peladeux ; il est absolument catégorique à cet égard ; depuis des années il se faisait couper la barbe chez le même coiffeur et celui-ci n'a pas souvenir d'avoir eu dans sa clientèle de malade affecté de pelade. Ne supposant pas que sa maladie pût être contagieuse, il ne changea en rien ses habitudes en ce qui concerne sa barbe et sa chevelure ; personne ne fut atteint. Ni la femme ni les enfants du malade n'ont présenté la moindre dénudation du cuir chevelu. Dans le même bâtiment logeaient sept ou huit familles ayant un assez grand nombre d'enfants ; les rapports étaient quotidiens, et aucune précaution ne fut prise. Malgré tout cela le cas du sous-officier resta absolument isolé.

Il me paraît difficile de songer par les faits de cette nature, et ils sont nombreux, à une affection transmissible par contact direct d'individu à individu.

Le jeune médecin, à l'obligeance duquel je dois ce renseignement, a pu suivre de plus près encore un autre malade, savoir jusqu'à quel point il s'était exposé à la contagion. Cet autre malade, c'était lui-même. Fait de contagion caractéristique, pourrait-on dire. C'est en soignant le sous-officier de la prison militaire qu'il a pris les germes du mal. Malheureusement pour cette ingénieuse donnée il est survenu dans l'intervalle un épisode capable de modifier la valeur relative des facteurs étiologiques. Notre confrère prend une fièvre palustre avec accès pernicieux au mois de novembre 1886 ; il est obligé de cesser son service, de rester deux mois à l'hôpital pour des accidents graves d'anémie, puis d'aller passer deux autres mois, en France, en congé de convalescence. Ce fut seulement vers la fin de son séjour à l'hôpital qu'il s'aperçut de l'existence d'une plaque de pelade à la nuque ; il s'en aperçut parce qu'il avait un peu de prurit au même endroit. D'autre part, il est parfaitement sûr que rien de semblable n'existait chez lui avant son entrée à l'hôpital. Singulière contagion que celle qui aurait eu besoin pour notifier son existence d'appeler à son aide un accès pernicieux, l'anémie palustre et un séjour de deux mois à l'hôpital ! Il faudrait admettre alors que les agents morbigènes présentent une phase de vie latente dont il ne sortiront presque jamais, si un accident pathologique bruyant ne vient réveiller leur vitalité et mettre leur activité en jeu.

Voici une autre observation que je dois à l'obligeance d'un de nos confrères de Paris.

Au commencement de l'été dernier (1887) il s'aperçut avec stupéfaction que de nombreuses plaques de pelade s'étaient développées sur son cuir chevelu, à la région postérieure de la tête, sur le sinciput et les régions temporales. Elles augmentèrent rapidement de surface ; l'une d'elle acquit bientôt les dimensions d'une pièce de 2 francs. C'était bien une pelade ; des cheveux pris au pourtour des plaques et examinés par un micrographe très exercé ne présentèrent aucune trace de parasite. Notre confrère est certain qu'à ce moment il n'avait aucun peladeux dans sa clientèle. Parfaitement au courant des discussions relatives à la nature et au caractère contagieux de la maladie, il rechercha avec soin toutes les circonstances capables de le renseigner. Sous l'influence d'un traitement approprié, cette maladie était à peu près guérie vers la fin de l'été. Une petite plaque se montra au commencement de l'hiver.

« Était-ce le collet de fourrures que j'avais quitté au printemps et repris à l'automne, se demande mon confrère dans la lettre qu'il a bien voulu m'écrire à ce sujet, qui avait été le véhicule du parasite ? Je ne sais. Ne serait-ce pas plutôt la mauvaise habitude que j'avais de déposer mon chapeau de jardin sur une chaise où les chats viennent habituellement faire leur somme. »

La réserve formulée par M. le Dr F. est légitime. Personne que je sache n'a songé à faire de la pelade une maladie transmise des félins et particulièrement du chat domestique à l'espèce humaine. Il regarde, comme plus étroitement liés à la dénudation du cuir chevelu, des phénomènes qu'il a éprouvés à l'époque où elle débuta et même auparavant. Il était fatigué, avait de l'insomnie ou dormait d'un sommeil troublé par des rêvasseries si pénibles qu'elles avaient retenti même sur la mémoire.

Il est probable que ces troubles nerveux avaient eu plus

d'influence sur la nutrition du cuir chevelu que les parasites problématiques déposés sur la chaise par les chats
au moment de leur sieste.

Les considérations que j'ai présentées à l'Académie ont
eu un double avantage : elles ont déterminé l'intervention
de dermatologistes éminents , tels que MM. Hardy , Ernest Besnier , Fournier, Leloir, etc. Le rapport lu par
M. Besnier dans la séance du 31 juillet est une véritable
monographie qui fera certainement époque dans l'étude
de la pelade. J'ai eu la satisfaction de voir que le savant
rapporteur , mon adversaire au point de vue doctrinal,
était entré dans mes idées pour ce qui concerne la prophylaxie de la maladie et les modifications à apporter aux
règlements sanitaires en vigueur. Les conclusions suivantes ont été votées à l'unanimité sur sa proposition.

MESURES GÉNÉRALES DE PROPHYLAXIE

I.— « Dans tous les établissements publics, asiles, écoles
municipales, pensions, lycées, écoles supérieures, corps
de troupe, administrations et généralement dans toutes
les agglomérations, aucun sujet atteint de pelade ne peut
réclamer son admission ou sa conservation comme un
droit. Cette admission ou cette conservation restent su-
bordonnées aux résultats de l'enquête ouverte par les médecins particuliers à chacun de ces groupes.

Pour les cas où l'intéressé n'accepterait pas la décision
de ces médecins, ou si ceux-ci déclinaient la responsabilité à encourir, la question serait portée devant une commission compétente nommée par l'autorité supérieure.

II. — Les mesures de prophylaxie générale doivent être dirigées de manière à protéger les sujets sains contre les contacts médiats ou immédiats avec les régions atteintes de pelade.

Les contacts immédiats seront évités, en maintenant la tête des peladiques couverte, ou au moins en oblitérant exactement la surface malade ; les bonnets, les perruques partielles ou totales, les emplâtres agglutinatifs, les enduits de collodion ou de traumaticine, etc., peuvent être utilisés selon les circonstances.

Sans parler de la thérapeutique à employer, qui doit être laissée à la direction absolument indépendante du médecin traitant, il est nécessaire de dire que l'exécution de ce traitement a une importance de premier ordre dans la prophylaxie générale de la pelade. Le sujet peladique, régulièrement soigné et soumis à des mesures de propreté convenables, représente le minimum possible de danger pour les sujets sains avec lesquels il peut être mis en rapport.

Concourent au même but tous les moyens de nettoyage et de propreté qui doivent être strictement appliqués aux peladiques.

Pendant toute la durée de la maladie, ils auront les cheveux tenus courts sur toute la tête ; la barbe sera rasée ou coupée rase aux ciseaux ; chaque matin, les parties malades seront exactement lavées à l'eau chaude et au savon, sans préjudice des moyens thérapeutiques que le médecin traitant jugera utile d'appliquer et dont il conserve la plus libre disposition. Ces mesures ont pour seul but d'éliminer régulièrement de la surface de la tête tout élément qui y serait déposé, et qui pourrait être un agent de transmission ; elles sont absolument de rigueur.

Il sera prudent de les continuer longtemps après la guérison confirmée, non seulement pour assurer celle-ci, mais encore pour prémunir les sujets sains contre la contamination directe ou indirecte, au cas, très fréquent, de guérison imparfaite ou de récidive.

On s'attachera avec autant de soin à mettre les sujets sains à l'abri du contact, particulièrement sur la tête ou sur la face, avec les objets ayant été en rapport avec les parties malades ; on interdira et on préviendra par les mesures appropriées, soit dans les familles, soit dans les divers établissements, l'échange des coiffures, la communauté des objets de literie, particulièrement des oreillers, traversins, lits de camp, appuis de tête divers, et l'on devra au moins les recouvrir, si l'on est obligé de s'en servir.

Tous les objets ayant été en contact avec la tête des peladiques seront désinfectés, sinon détruits. Cette mesure est nécessaire même pour le peladique, qui peut être réinfecté par ses propres coiffures.

Les objets de toilette du sujet malade doivent lui être réservés exclusivement ; il ne serait pas inutile d'aviser les coiffeurs que cette mesure est de rigueur pour tout client sur la tête duquel existe une plaque de pelade, maladie qu'ils connaissent très bien. Dans les agglomérations où la tondeuse est en usage, celle-ci sera momentanément abandonnée aussitôt qu'on aura constaté l'existence d'un peladique dans le groupe auquel elle sert : en tout temps il serait bien de la désinfecter par immersion et mise en action dans l'huile ou dans la glycérine portée à l'ébullition ; les ciseaux ordinaires imbibés d'alcool pourront être aisément et rapidement flambés.

MESURES DE PROPHYLAXIE SPÉCIALE

III. — Chaque sujet atteint de pelade fera l'objet d'une enquête médicale qui aura surtout pour but de rechercher par une analyse attentive du cas particulier, les conditions dans lesquelles la maladie s'est développée, ses origines probables ou certaines, et de déterminer la période à laquelle est arrivée l'affection. Son ancienneté, son état stationnaire, le bon état du cuir chevelu en dehors de la portion dénudée, sa réparation manifestement en voie d'exécution, sont au nombre des conditions qui permettront l'admission ou la conservation sous certaines réserves qui seront formulées ; les circonstances opposées, le début récent, l'augmentation manifeste, la multiplicité des plaques alopéciques et le peu d'adhérence des cheveux d'alentour motiveront, au contraire, la non admission, le renvoi ou l'isolement temporaire. Dans l'application dont le détail va être indiqué, ces règles pourront être modifiées selon les différentes conditions et les cas particuliers.

IV. — Pour les asiles et les écoles de la première enfance, la non admission, l'exclusion et l'isolement effectif seront la règle, parce que la rigueur de ces mesures n'a pas pour les enfants de cet âge la même gravité que pour ceux qui sont plus avancés, et parce qu'il est impossible de compter en rien sur leur concours.

V. — Dans les écoles primaires, il sera possible d'admettre les peladiques, à la condition qu'ils demeurent

séparés pendant les classes, isolés pendant les récréations,
soumis à un traitement approprié et aux mesures de propreté ci-dessus indiquées, enfin qu'ils auront la tête couverte toutes les fois que l'étendue et le nombre des plaques alopéciées ne permettront pas d'en faire l'occlusion
effective.

VI. — Pour tous les externats, les **peladeux** peuvent
être admis aux classes et aux cours à des conditions analogues ; la récréation et l'étude en commun sont soumises
à une surveillance particulière sous la direction du médecin de l'établissement. Les élèves auront la tête couverte
par une perruque, si les plaques peladiques sont nombreuses et étendues, ou un bonnet dans les cas moins intenses.

VII. — Pour les internats, écoles supérieures, écoles
spéciales, etc., la surveillance pouvant être exercée encore
plus utilement que dans les conditions de l'article précédent par le médecin attaché, et l'âge des sujets pouvant
permettre de compter sur leur concours, on ne pronon-
cera la non-admission ou l'exclusion temporaire que rarement et pour des cas particulièrement intenses.

Presque toujours les jeunes peladiques pourront être
conservés, à la condition que leurs parents acceptent les
mesures auxquelles ils devront être soumis, la surveillance et les soins du médecin de l'établissement, qu'il soit
pris, aux récréations ou au dortoir, des mesures de précautions appropriées, et qu'ils aient la tête couverte d'une
perruque ou d'un bonnet.

Si ces mesures, dont le degré sera réglé par l'intensité
de la maladie, ne sont pas applicables dans un établissement en particulier, on aura toujours la ressource de
conserver les peladiques comme externes.

VIII. — Dans les agglomérations militaires, l'exécution des règlements en vigueur permet de donner satisfaction à toutes les exigences du service et de préserver les sujets sains, ainsi que cela se pratique dans l'armée de mer et dans l'armée de terre. Les hommes reconnus peladiques sont envoyés à l'hôpital; les suspects sont momentanément isolés et mis en observation en même temps que l'on prend toutes les mesures de désinfection et de prophylaxie appropriées, nettoyage de la tête, suspension de l'usage de la tondeuse, flambage des ciseaux du perruquier après chaque opération, interdiction des échanges de coiffure, objets de toilette particuliers à chaque homme, surveillance des lits de camps, etc.

IX. — Dans tous les cas où des sujets peladiques conservés par tolérance seront devenus le point de départ manifeste de cas nouveaux, cette tolérance cessera aussitôt la constatation d'un foyer, laquelle entraîne de plein droit l'élimination immédiate de tous les malades (1). »

Je crus devoir faire au discours de M. Besnier la réponse suivante, dans laquelle je résumais mon opinion actuelle :

Avant la clôture de cette discussion je tiens à remercier l'Académie et l'éminent rapporteur de la Commission d'avoir bien voulu s'intéresser à la situation des lycéens atteints de pelade. Je crois pouvoir les remercier aussi au nom de ces jeunes gens d'avoir adouci les mesures véritablement draconiennes dont ils avaient été l'objet jusqu'à ce jour.

Quant aux questions doctrinales qui ont été soulevées

(1) Bull. de l'Acad. de méd., séance du 31 juillet 1888.

dans ce débat, je me garderai bien d'y revenir pour le moment, dans la crainte de froisser des convictions respectables, basées sur des faits dont quelques-uns au moins semblent probants. Des recherches nouvelles permettront, je l'espère, de faire complètement la lumière sur ce point.

Il me paraît résulter de tout ce qui a été dit à cette tribune qu'il existe deux formes de pelade, l'une contagieuse et l'autre qui ne l'est pas. Mes honorables contradicteurs sont persuadés que la première variété est de beaucoup la plus fréquente. D'après ce que j'ai vu jusqu'ici, je suis porté à croire, au contraire, qu'elle est rare, tellement rare que je n'en ai pas encore rencontré un seul cas. Par conséquent, si je ne tenais compte que des observations que j'ai pu recueillir, je devrais être anti-contagionniste après comme avant la discussion. Mais je ne saurais nier que d'autres ont pu voir ce que je n'ai pas vu moi-même ; de telle sorte que la question d'existence de la contagion posée à l'origine devient une question de fréquence ; sa solution définitive appartient à la statistique, devant laquelle nous devrons tous nous incliner.

TABLE DES MATIÈRES

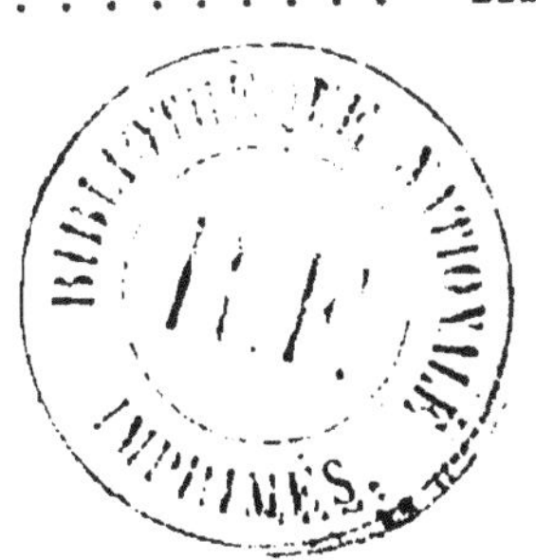

IMPRIMERIE LEMALE ET Cie, HAVRE

9 782013 678124